Onkologisches Kolloquium 1

Onkologisches Kolloquium 1

Therapiestrategien beim metastasierten Mammakarzinom

herausgegeben von
C. G. Schmidt, K. W. Brunner, E. Enghofer

mit Beiträgen von
K. W. Brunner, I. C. Henderson, D. K. Hossfeld,
C. G. Schmidt, I. Smith

Walter de Gruyter
Berlin · New York 1987

Herausgeber
Prof. Dr. C. G. Schmidt
Universitätsklinikum Essen
Innere Klinik und Poliklinik
(Tumorforschung)
Hufelandstr. 55
D-4300 Essen

Prof. Dr. K. W. Brunner
Inselspital Bern
Institut für Medizinische
Onkologie der Universität
CH-3010 Bern

Dr. E. Enghofer
Schlagenhofener Weg 1a
D-8031 Hechendorf

CIP-Kurztitelaufnahme der Deutschen Bibliothek

Therapiestrategien beim metastasierten Mammakarzinom /
hrsg. von C. G. Schmidt ... Mit Beitr. von K. W. Brunner ... – Berlin ;
New York : de Gruyter, 1987.
(Onkologisches Kolloquium ; 1)
ISBN 3-11-010875-5
NE: Schmidt, Carl G. [Hrsg.]; Brunner, Kurt W. [Mitverf.]; Onkologisches
Kolloquium: Onkologisches Kolloquium

Satz und Druck: Buch- und Offsetdruckerei Wagner GmbH, Nördlingen. – Bindung: Lüderitz & Bauer GmbH, Berlin. – Umschlagentwurf: Rudolf Hübler, Berlin.

Autorenverzeichnis

Prof. Dr. K. W. Brunner
Inselhospital Bern
Institut für Medizinische
Onkologie der Universität
3010 Bern (Schweiz)

Prof. Dr. I. C. Henderson
DANA-FARBER Cancer Institute
Division of Medical Oncology
44 Binney Street
Boston, MA 02115 (U.S.A.)

Prof. Dr. D. K. Hossfeld
II. Medizinische Klinik
Universitätsklinikum Eppendorf
Martinistraße 20
2000 Hamburg 20

Prof. Dr. C. G. Schmidt
Universitätsklinikum Essen
Innere Klinik und Poliklinik
Hufelandstraße 55
4300 Essen 1

Dr. I. Smith
The Royal Marsden Hospital
Fulham Road
London SW3 6JJ (England)

Inhalt

Die Problematik randomisierter Studien und ihrer Beurteilungskriterien zur Definition optimaler Chemotherapieprogramme

K. W. Brunner

1. Einleitung

Es war ein großer Fortschritt, als Mitte der fünfziger Jahre der Begriff und die Definition der objektiv meßbaren Tumorrückbildung (Remission) als verläßlicher Erfolgsparameter in die damals noch junge Onkologie, die in der Prüfung der ersten tumoraktiven Substanzen bestand, eingeführt wurde. Damals wurde erkannt, daß sich die Beurteilung der Wirkungen von Zytostatika nicht oder nicht allein auf so subjektive Begriffe wie „Zustandsbesserung", „Schmerzbesserung" abstützen kann. Es wurde erkannt, daß die meßbare Tumorrückbildung, also die Remission, Voraussetzung einer klinischen Besserung ist, aber im Gegensatz zu letzterer besser gemessen und definiert werden kann. Gleichzeitig mit den Remissionskategorien wurden aber z. B. von Karnofsky [28] auch Kategorien des subjektiven Befindens (Aktivitätsindex) eingeführt. Mit dem Karnofsky-Index wurde der Nutzen eines Zytostatikums schon 1949 nicht nur nach den objektiven Remissionskriterien, sondern auch mit dem subjektiven Befinden und der Qualität der Remission definiert, etwas, das in den nächsten 30 Jahren weitgehend vernachlässigt wurde. Es wurden später einzig die Kategorien der Remissionsbeurteilung übernommen. Die Remissionsraten haben zweifellos weiterhin ihren Wert in Phase-I- und in Phase-II-Studien, wo in erster Linie die objektive Tumoraktivität eines neuen Zytostatikums oder einer neuen Kombination erfaßt und definiert werden muß.

Die unbesehene Übernahme der Remissionskategorien, ergänzt durch die mediane Remissionsdauer oder Dauer bis zur Tumorprogression als praktisch einziges Erfolgskriterium in vergleichenden randomisierten Studien muß jedoch heute als fragwürdig bezeichnet werden. Die vielen randomisierten Studien zugrunde liegende Hypothese, daß die Therapie mit der höheren Remissionsrate generell die bessere sei, ist nicht haltbar. Bei vergleichenden Studien der Phase III geht es nicht mehr nur darum, die durchschnittliche Tumoraktivität zu erfassen, sondern die bessere Therapie für bestimmte Patientengruppen zu definieren. Genau das vermag aber der globale Vergleich von Remissionsraten in randomisierten Patien-

Onkologisches Kolloquium 1

tenkollektiven nicht, vor allem dann nicht, wenn es sich um eine so heterogene Krankheit wie das Mammakarzinom handelt, und zwar aus folgenden Gründen:

1. Bei einer heterogenen Krankheit mit prognostisch sehr unterschiedlichen Untergruppen stellen Remissionsraten, Remissionsdauer und durchschnittliche Zeit bis zur Progression statistische Durchschnittswerte dar, die es nicht gestatten, die in den einzelnen Untergruppen optimale Therapie zu definieren.
2. Die Tumorrückbildung (Remission) im Einzelfall ist zwar weiterhin Voraussetzung dafür, daß es dem Patienten besser geht und daß er eine Chance hat, länger zu leben. In einem Patientenkollektiv bedeuten aber höhere Remissionsraten in vergleichenden Studien keineswegs, daß der Therapiearm mit dem höheren Prozentsatz an Remissionen im Einzelfall oder in verschiedenen Untergruppen die bessere Therapie darstellt bzw. auch optimal für die Überlebenszeit ist. Das Gegenteil kann der Fall sein, wie wir später noch zeigen werden. Höhere Remissionsraten werden zudem häufig mit mehr Nebenwirkungen erkauft, was sich negativ auf die Lebensqualität auswirken kann.
3. Höhere Remissionsraten mit toxischeren Kombinationen kommen, wenn sie für alle Patienten angewendet werden, meistens nur einer kleinen Untergruppe zugute, während eine mehr oder weniger große Zahl von Patienten eine nebenwirkungsreichere Therapie für die Erzielung einer Remission zwecks Palliation und Lebensverlängerung gar nicht benötigt. Die Remissionsrate ist nur eines von vielen Kriterien, die bei der vergleichenden Bewertung einer Therapie berücksichtigt werden sollten.

Höhere Remissionsraten gehen auch häufig nicht mit einer längeren mittleren Überlebensdauer einher. Dafür gibt es, wie wir später noch darlegen werden, verschiedene Erklärungen.

2. Beispiele zum Problem der Definition optimaler Therapien beim metastasierten Mammakarzinom

Die Problematik randomisierter Studien sei zunächst aufgrund der Resultate von fünf Untersuchungen, bei denen Modifikationen von CMF(VP)-Kombinationen mit CAF(VP)-Kombinationen beim metastasierten Mammakarzinom verglichen wurden, dargestellt. Tabelle 1 gibt eine Übersicht über die Resultate dieser fünf Studien [12, 14, 23, 31, 37].

Betrachtet man die globalen Resultate, so ergeben die fünf Studien trotz einiger signifikanter Unterschiede in der Remissionsrate, in der Zahl der vollständigen Remissionen, in der Zeit bis zur Progression und in der Remissionsdauer bezüg-

Tabelle 1 Vergleich von Kombinationstherapieschemata: CMF (VP) mit CAF (VP) beim metastasierten Mammakarzinom

Autor	Therapieschema	Patientenzahl	Anzahl der Remissionen CR + PR	CR	Zeit bis zur Progression (Monate)	Remissions-dauer (Monate)	Mediane Überlebenszeit (Monate)
Bull 1978:	CMF	40	62	8	6 > s	8	17
	CAF	38	82	18	10	10	27
Muss 1978:	CMFVP	72	57	11	–	14	20
	CAFVP	76	58	13	–	16	33
Smalley	CMFVP	107	42 > s	8 > s	4,3 > s	5,5 > s	14,0 } good risk; 11,0 } poor risk
(SWOG) 1980:	CAF	106	60	19	8,0	8,0	16,7 } good risk; 13,0 } poor risk
Carmo-Pereira 1981:	CMFP	26	65	19	–	12	22
	CAF	25	56	16	–	12	18
ECOG 1982:	CMFP	76	53	5 > s	5,7	6,3	15,8
	CAF	79	53	17	7,8	11,0	18,6

s = statistisch signifikant

lich der globalen medianen Überlebenszeit keine statistisch signifikanten Unterschiede.

Analysiert man dagegen bei den zwei größten der fünf Studien – der Studie der South West Oncology Group (SWOG) [37] bzw. der Eastern Cooperative Oncology Group (ECOG) [23] – die Resultate nach Untergruppen, so ergeben sich in bestimmten Kollektiven sehr wohl signifikante Unterschiede, die allerdings in beiden Studien nicht in die gleiche Richtung gehen.

Die Studie der SWOG zeigt, daß sich die mit dem CAF-Regime erzielte höhere Remissionsrate nur beim lokoregionalen Metastasierungstyp mit oder ohne Knochenmetastasen, ferner bei nodulärer Lungenmetastasierung und bei Weichteilmetastasen mit nachfolgendem Auftreten von Lebermetastasen signifikant auf die mediane Überlebenszeit auswirkt. Bei der Studie der ECOG gibt es global bezüglich der Remissionsraten nur den Unterschied, daß mit dem CAF-Regime mehr vollständige Remissionen erzielt wurden; das wirkt sich jedoch nicht auf die mittlere Überlebenszeit aus. Im Gegensatz zur SWOG-Studie ergibt die Analyse in Untergruppen bei der ECOG-Studie, daß sich das intensivere und toxischere CAF-Schema nur bei Vorliegen von Lebermetastasen auf die mediane Überlebenszeit günstig auswirkt. Das CMFP-Schema ist dagegen beim indolenteren Knochen- und lokoregionalen Metastasierungstyp bezüglich der mittleren Überlebenszeit besser.

Zu ähnlichen Schlußfolgerungen wie die ECOG-Studie gelangt auch die letzte große Studie der SAKK (Schweizerische Arbeitsgruppe für klinische Krebsforschung) [17–19]. In dieser wurden neben der gleichzeitigen oder sequentiellen Hormon- und Chemotherapie auch drei unterschiedlich intensive Chemotherapieschemata untersucht (Tabelle 2).

Die „milde" Chemotherapie bestand in der oralen Kombination von Leukeran/Methotrexat/5-Fluorouracil/Prednison (LMFP). Die beiden anderen Regimes

Tabelle 2 Studienplan der SAKK über die kombinierte und sequentielle Hormon- und Chemotherapie mit drei unterschiedlich intensiven Chemotherapien

			Therapiegruppe	Therapieschema**
+	Stratifikation – Prä/Postmenopause – „Risk Group"	Randomisation	A Chemotherapie + Hormontherapie*	I II III
			B Hormontherapie* gefolgt von Chemotherapie	I II III

* in der Prämenopause = Ovarektomie, in der Postmenopause = Tamoxifen
** I = LMPF, II = LMP/FVP, III = LMFP alternierend mit ADM

bestanden entweder in Leukeran/Methotrexat i. v./Prednison, alternierend mit 5-Fluorouracil i. v./Oncovin i. v./Prednison (LMP/FVP) oder LMFP, alternierend mit Adriamycin (ADM).

Die Analyse ergab, daß die beiden letztgenannten intensiveren Chemotherapien im direkten randomisierten Vergleich bezüglich Remissionsrate, Remissionsdauer und Überlebenszeit nicht verschieden waren. Sie wurden daher zusammen als „intensive" Therapie der „milden" Behandlung mit LMFP gegenübergestellt. Dabei wurden 216 Patientinnen ausgewertet, die Hormon- und Chemotherapie erhielten.

In Tabelle 3 sind die globalen Resultate der drei Regimes zusammengestellt. Sie zeigen, daß die beiden intensiveren Chemotherapien signifikant höhere Remissionsraten, aber insgesamt keine längere mediane Überlebenszeit ergeben.

Tabelle 3 Resultate von 3 unterschiedlich intensiven Chemotherapien beim metastasierten Mammakarzinom bei (SAKK 1982) 406 Patientinnen mit gleichzeitiger oder sequentieller Hormontherapie

	Remissionsrate			Zeit bis zur Progression (Monate)	Mediane Überlebens-zeit (Monate)	
+	alle Pat.	HT + CT	HT→CT	HT + CT	HT→CT	
LMFP	26%	30%	20%	21	12	21,5
LMP/FVP	39%	46%	29%	21	12	24,0
LMFP/ADM	41%	48%	31%	19	14	24,5

HT = Hormontherapie
CT = Chemotherapie
LMFP, LMP/FVP, LMFP/ADM: siehe Text

In Tabelle 4 sind die Resultate der „milden" und der beiden zusammen ausgewerteten „intensiven" Chemotherapien nach Alter, Metastasierungstyp und Aktivitätsindex aufgeschlüsselt.

Ähnlich wie die ECOG-Studie zeigt auch die Schweizer Studie, daß nur die prognostisch ungünstigen Untergruppen von den intensiveren Chemotherapien bezüglich mittlerer Überlebenszeit profitieren, obwohl die Remissionsraten bei den intensiven Regimes global und auch in allen Untergruppen signifikant höher sind als bei der milden Therapie. Besonders stark wird die mediane Überlebenszeit beim gemischten viszeralen und lokoregionalen Metastasierungstyp, bei dominanter Lebermetastasierung oder bei dominanter Lungenmetastasierung günstig beeinflußt. Die Schlußfolgerung, daß von den intensiveren Chemotherapien vor allem die prognostisch ungünstigen Untergruppen profitieren, wird auch dadurch gestützt, daß bei Patientinnen mit einem eingeschränkten Aktivitäts-

Tabelle 4 Resultate von gleichzeitiger Hormon- und intensiver oder milder Chemotherapie bei 216 Patientinnen (SAKK 2/75)

	Remissionen		Mediane Überlebenszeit (Monate)	
	LMFP	LMP/FVP und LMFP/ADM	LMFP	LMP/FVP und LMFP/ADM
Remission				
CR	10%	20%	18	25–29
CR + PR	32%	52% s		
Alter < 50	33%	62% s	25	26
50–60	37%	40%	18	19
> 60	28%	57% s	19	33 s
Metastasen				
nur ossär	31%	39%	28	31
ossär + lokal	–	–	26,5	30,5
viszeral + lokal	18%	69% s	8	21,5 s
ossär + viszeral	20%	73% s	12	22,0
Leber (dominant)	–	–	7	20,5 s
Lunge (dominant)	26%	55% s	16	32,5 s
Aktivitätsindex				
0–1	39%	51%	27,5	33,5
2–4	17%	56% s	13,0	22,5 s

s = statistisch signifikant

index zwischen 2 und 4 der Überlebensgewinn mit der intensiven Therapie signifikant stärker ist als bei Patientinnen mit einem Aktivitätsindex von 0–1.

Es ließen sich noch zahlreiche andere Beispiele von vergleichenden Chemotherapiestudien anführen, bei denen eine höhere Remissionsrate nicht mit einer verlängerten mittleren Überlebenszeit und schon gar nicht mit einer verbesserten Lebensqualität korreliert oder bei denen die globalen Resultate im Vergleich keine Unterschiede zeigen, obwohl die Resultate für einzelne Untergruppen solche Unterschiede aufweisen.

Dies trifft auch auf viele Studien über die kombinierte Hormon- und Chemotherapie zu [9, 11, 15, 21, 30, 33].

So konnte die SAKK schon in einer früheren Studie [9] zeigen, daß bei Patientinnen in der Prämenopause die Kombination von Hormon- und Chemotherapie zu einer um 30% höheren Remissionsrate führt, ohne daß dadurch die mittlere Überlebenszeit signifikant anstieg. Zu einer ähnlichen Schlußfolgerung gelangten zwei andere größere Studien, in denen bei Frauen in der Prämenopause durch kombinierte Ovarektomie und Chemotherapie deutlich höhere Remissionsraten erzielt wurden als durch den Einsatz der Chemotherapie erst nach Versagen oder Ausschöpfung aller hormonellen Maßnahmen; auf die Überlebenszeit hatte dies aber ebenfalls keinen signifikanten Einfluß [1, 25].

Bei postmenopausalen Patientinnen konnten Cocconi et al. [21] zeigen, daß die Kombination von CMF mit Tamoxifen eine signifikant höhere Remissionsrate ergibt als der zunächst alleinige Einsatz von CMF, gefolgt von Tamoxifen bei Tumorprogression (74% vs 51%). Die Gruppe mit der höheren Remissionsrate wies jedoch eine – wenn auch statistisch nicht signifikante – kürzere Überlebenszeit auf (78 Wochen vs. 111 Wochen).

In der größten, bereits erwähnten Studie über Hormon- und Chemotherapie der SAKK bei 406 Patientinnen (109 Frauen in der Prämenopause, 297 in der Postmenopause) wurde auch die Frage untersucht, ob die simultane Kombination von Hormon- und Chemotherapie der sequentiellen Anwendung der Chemotherapie nach Versagen der Hormontherapie überlegen ist. Prämenopausale Frauen wurden ovarektomiert und erhielten eines der drei früher erwähnten Chemotherapieregimes; postmenopausale Frauen erhielten Tamoxifen entweder mit gleichzeitigem oder mit sequentiellem Einsatz der Chemotherapie. Die Resultate sind in Tabelle 5 dargestellt.

Die prämenopausalen Patientinnen zeigen bezüglich der Remissionsraten keinen Unterschied. Bezüglich der medianen Überlebenszeit ist ein Trend zugunsten der kombinierten Hormon- und Chemotherapie zu erkennen, der aber sowohl global wie auch bei „low risk"- und „high risk"-Patientinnen statistisch nicht signifikant ist. Bei postmenopausalen Frauen ist die Remissionsrate bei der simultanen Kombination höher, die mediane Überlebenszeit dagegen trendmäßig kürzer als

Tabelle 5 Simultane vs. sequentielle Hormono-Chemotherapie beim metastasierten Mammakarzinom bei 406 Patientinnen (SAKK 1982)

	Remissionsrate CR + PR	Mediane Überlebenszeit (Monate) alle Patientinnen	„low risk"	„high risk"
Prämenopause				
HT + CT	46%	25,3	26,6	24,2
HT→CT	43%	21	20,0	20,0
Postmenopause				
HT + CT	40%	23,7	21,8 ⟩ s	23,7
HT→CT	33%	27,5	40,0	22,7
Risikogruppe				
Alle „low risk"			32,2	
Alle „high risk"				22,8
Überlebenszeit je nach Resultat der HT in Gruppe HT→CT				
HT-Remission			43,4 ⟩ s	
HT-Progression			16,1	

s = statistisch signifikant
HT = Hormontherapie
CT = Chemotherapie

bei sequentieller Anwendung von Hormon- und Chemotherapie. Wertet man die Resultate bei „low risk"- und „high risk"-postmenopausalen Frauen getrennt aus, so zeigt sich, daß die mediane Überlebenszeit in der „low risk"-Gruppe bei simultaner Anwendung von Hormon- und Chemotherapie signifikant kürzer ist, nämlich 21,8 Monate, verglichen mit 40 Monaten bei „low risk"-Patientinnen, die zuerst mit Tamoxifen allein behandelt wurden und die Chemotherapie erst bei Versagen der Tamoxifen-Therapie erhielten. In dieser Risikogruppe wirkt sich somit die simultane Kombination von Hormon- und Chemotherapie trotz höherer Remissionsrate ungünstig auf die Überlebenszeit aus.

Daraus geht hervor, daß die globalen Ergebnisse einer randomisierten Studie über zwei Therapiemodalitäten bei einer so heterogenen Krankheit, wie es das Mammakarzinom darstellt, sogar ungünstige – also schädliche – Wirkungen eines Therapiearms in bestimmten Untergruppen überdecken können, wenn die Studie nicht ein genügend großes Krankengut umfaßt, um eine Untergruppenanalyse möglich zu machen.

Diese Beispiele zeigen die Grenzen randomisierter Studien und der Aussagekraft ihrer globalen Resultate bezüglich mittlerer Remissionsrate und Überlebenszeit:
Sie liegen zum einen darin, daß höhere Remissionsraten bei einem Gesamtkollektiv häufig nicht auch eine längere mittlere Überlebenszeit bedeuten, obwohl die Tumorrückbildung im Einzelfall Voraussetzung für ein längeres Überleben ist, und sie liegen ferner in der sehr limitierten Aussagekraft, die der Höhe der globalen Remissionsrate in randomisierten Studien bei einer heterogenen Krankheit wie dem Mammakarzinom zukommt.

Auf diese beiden Probleme soll nachfolgend näher eingegangen werden.

3. Die Ursachen für mangelnde Korrelation zwischen Remissionsrate und Überlebenszeit

Für die häufige Beobachtung, daß höhere Remissionsraten in randomisierten Studien beim Mammakarzinom nicht zu einer Verbesserung der mittleren Überlebenszeit führen, gibt es verschiedene mögliche Erklärungen:

a) Die Teilremission, wie sie heute definiert ist, hat einen so geringen Einfluß auf die mittlere Überlebenszeit des Gesamtkrankengutes, daß dies statistisch gar nicht zum Ausdruck kommen kann. Diese Annahme wird durch die Beobachtung gestützt, daß mit zunehmender Zahl von Vollremissionen auch die mittlere Überlebenszeit des Gesamtkrankengutes meist signifikant ansteigt. Auf der anderen Seite konnte aber auch gezeigt werden, daß Patientinnen mit Teilremission beim metastasierten Mammakarzinom im Mittel nicht signifikant länger überleben als Patientinnen mit stationärem Tumorverhalten.

b) Bei einer so unterschiedlich verlaufenden und häufig so langwierigen Krankheit wie dem Mammakarzinom wirkt sich nicht nur die Erstbehandlung, sondern die Sequenz aller während eines Krankheitsverlaufes durchgeführten Therapien auf die Überlebenszeit aus. Der Einfluß einer einzelnen Behandlung auf die Überlebenszeit kann somit nicht oder nur sehr beschränkt erfaßt werden.
c) Günstige Wirkungen einer Therapie in einem Behandlungsarm bei bestimmten Untergruppen können durch ungünstige Wirkungen bei anderen Untergruppen kompensiert werden, wie wir das am Beispiel der kombinierten Hormon- und Chemotherapie bei „low risk"-postmenopausalen Frauen nachgewiesen haben.

4. Mängel des Vergleichs von Remissionsraten in randomisierten Studien

Auf die wichtigsten Mängel wurde schon hingewiesen. Sie seien hier noch einmal kurz zusammengefaßt:

a) Höhere Remissionsraten in einem Kollektiv sind kein Kriterium für die optimale Therapie im Einzelfall.
b) Höhere Remissionsraten sind meist mit mehr Nebenwirkungen verbunden, aber führen global selten zu einer Verlängerung der mittleren Überlebenszeit.

Letzteres ist wahrscheinlich deswegen der Fall, weil von einer global höheren Remissionsrate in der Regel nur eine beschränkte Untergruppe von Patienten profitiert, nämlich jene, die auf eine weniger intensive Therapie ungenügend ansprechen würde. Demgegenüber werden Patienten im Kollektiv, die die intensivere Therapie zur Erzielung einer Remission gar nicht benötigen, überbehandelt.

Aus den genannten Gründen sollten neue intensivere und toxischere Therapien vorerst nur in Untergruppen mit ungünstiger Prognose und nicht in einem unselektionierten und heterogenen Kollektiv studienmäßig untersucht werden.

5. Schlußfolgerungen für die künftige therapeutische Forschung beim metastasierten Mammakarzinom

1. Auf die weitverbreitete Unsitte, optimale Therapien beim metastasierenden Mammakarzinom mit randomisierten Studien definieren zu wollen, die nur ein paar Dutzend Patientinnen umfassen, sollte im Interesse der weiteren Glaubwürdigkeit der klinischen Forschung verzichtet werden.

2. Es gibt nur wenige sinnvolle Fragestellungen in der Therapie des metastasierten Mammakarzinoms, die mit vergleichenden randomisierten Studien beantwortet werden können. Diese Studien müssen entweder in viele Untergruppen stratifiziert werden und somit mehrere Hundert Fälle umfassen, damit die Wirkungen in den verschiedenen Untergruppen getrennt ausgewertet werden können, oder sie müssen von vorneherein für verschiedene prognostische Untergruppen separat durchgeführt werden. Beides bedeutet, daß Studien, die zu einer echten Verbesserung der Behandlungsresultate und der Lebensqualität beim metastasierenden Mammakarzinom führen sollen, wesentlich schwieriger und komplizierter geworden sind und höhere Anforderungen stellen. So braucht es wahrscheinlich in noch höherem Maße den Zusammenschluß von kooperativen Gruppen, um zu den notwendigen Patientenzahlen zu gelangen und damit eine statistisch sinnvolle Auswertung in verschiedenen prognostischen Untergruppen zu erlauben.
3. Obwohl wir heute zahlreiche prognostische Faktoren beim metastasierenden Mammakarzinom sowohl für das Ansprechen auf die Therapie als auch für die Überlebenszeit definieren können, ist es noch nicht gelungen, prognostisch eindeutig abgrenzbare Risikogruppen zu bilden, wie das etwa bei den malignen Non-Hodgkin-Lymphomen der Fall ist. Es müssen auf jeden Fall mehrere Faktoren berücksichtigt werden; zunächst die Faktoren des Spontanverlaufs (krankheitsfreies Intervall bis zur Metastasierung, Metastasierungstyp, Metastasierungslokalisation, Rezeptorenstatus, Aktivitätsindex); zum anderen Faktoren der Vorbehandlung (keine Vorbehandlung, nur adjuvant vorbehandelt, hormonal vorbehandelt, hormonal und zytostatisch vorbehandelt etc.). Die SAKK hat 1984 für künftige Studien beim metastasierenden Mammakarzinom die in Tabelle 6 aufgeführten 8 Untergruppen definiert: die beiden Hauptgrup-

Tabelle 6 Risikogruppen in SAKK-Studien

	Nicht vorbehandelt	Adjuvant vorbehandelt	Vorbehandelt wegen Metastasen	
			ohne Anthrazykline	mit Anthrazyklinen
„low risk“	Gruppe A	Gruppe B	Gruppe C	Gruppe D
„high risk“	Gruppe W	Gruppe X	Gruppe Y	Gruppe Z

„low risk“:
1. ER +, ER unbekannt
2. Metastasen:
   Weichteile allein
   Pleura allein
   2 oder 3 Lokalisationen,
   Lungen allein (nodulär)
3. Krankheitsfreies Intervall < 2 Jahre
   (wenn adjuvant: < 1 Jahr ab Abschluß)
4. Aktivitätsindex 0–1

Bei Skelettmetastasen genügen 1) + 2) + 3)

pen „low risk“ und „high risk“ und in jeder Hauptgruppe die 4 Untergruppen „nicht vorbehandelt“, „mit adjuvanter Therapie vorbehandelt“, „ohne Anthrazykline vorbehandelt“ und „mit Anthrazyklinen vorbehandelt“. Für jede SAKK-Studie beim metastasierenden Mammakarzinom wird definiert, für welche der 8 Patientengruppen sie durchgeführt wird.

4. Anstelle weiterer großer randomisierter Studien mit Stratifikation in Untergruppen wäre auch ein Vorgehen denkbar, bei dem man versucht, jene Patientengruppen zu definieren, die auf bestimmte geläufige Therapien nicht oder nur unbefriedigend ansprechen. Kontrollierte Studien wären dann auf solche Patientenkategorien zu beschränken, solange nicht grundsätzlich neue Zytostatika oder neue Behandlungsverfahren (Immunmodulatoren, monoklonale Antikörper etc.) in die Behandlung des Mammakarzinoms eingeführt werden.
5. Neben den sog. objektiven Tumorparametern, wie Remissionsrate, Remissionsdauer, Zeit bis zur Tumorprogression und Überlebenszeit, sollten zur Erfolgsbeurteilung palliativer Therapien, bei denen auch die subjektive Lebensqualität eine wichtige Rolle spielt, vermehrt die Wirkungen einer neuen Therapie auf das subjektive Befinden der Patienten für die vergleichende Beurteilung herangezogen werden. Es gibt hierfür zahlreiche Möglichkeiten und Modelle der Fremd- und Selbstbeurteilung subjektiver Therapiewirkungen, auf die wir an dieser Stelle nur hinweisen können [2, 3, 20, 26, 28].

Es besteht kein Zweifel, daß wir mit konventionellen randomisierten Therapiestudien beim Mammakarzinom wie auch bei einigen anderen Tumorarten entweder auf methodische oder durch die notwendigen Patientenzahlen bedingte Grenzen stoßen, die weitere, dringend notwendige Fortschritte zunehmend erschweren. Die unkritische Fortsetzung solcher Studien birgt die Gefahr eines sinnlosen Leerlaufs in sich. Ein kritisches Überdenken der Situation und eine Ausschau nach neuen Möglichkeiten und Horizonten in der künftigen klinischen Forschung ist daher dringend notwendig.

Literatur

[1] Ahmann, D. L. et al.: An Evaluation of Early or Delayed Adjuvant Chemotherapy in Premenopausal Patients With Advanced Breast Cancer Undergoing Oophorectomy. New Engl. J. Med. *297,* (1977) 356–360.

[2] Baum, M., Priestman, T. und Jones, E. M.: A Comparison of the Quality of Life in a Controlled Trial Comparing Endocrine With Cytotoxic Therapy for Advanced Breast Cancer. In: Mouridsen, H. T., und Palshof, P. (Hrsg.): Breast Cancer: Experimental and Clinical Aspects. S. 51–91, Pergamon Press, Oxford 1977.

[3] Beecher, H. K.: Measurements of Subjective Responses. Oxford University Press, London 1959.

[4] Band, P. R., Tormey, D. C. und Bauer, M.: ECOG-Studie: Induction Chemotherapy and

Maintenance Chemo-Hormontherapy in Metastatic Breast Cancer. Proc. Amer. Ass. Cancer Res. *18* (1977) 228.

[5] Blumenschein, G. et al.: FAC Chemotherapy for Breast Cancer. Proc. Amer. Ass. Cancer Res. *15* (1974) 193.

[6] Brambilla, C., Valagussa, P. und Bonadonna, G.: Sequential Combination Chemotherapy in Advanced Breast Cancer. Cancer Chemother. Pharmacol. *1* (1978) 35–39.

[7] Broder, L. E. und Tormey, D. C.: Combination Chemotherapy of Carcinoma of the Breast. Cancer Treat. Rev. *1* (1974) 183–203.

[8] Brunner, K. W. et al.: A Controlled Study in the Use of Combined Drug Therapy for Metastatic Breast Cancer. Cancer *36* (1975) 1208–1219.

[9] Brunner, K. W. et al.: Combined Chemo- and Hormonal Therapy in Advanced Breast Cancer. Cancer *39* (1977) 2923–2933.

[10] Brunner, K. W.: Present Status of Combination Chemotherapy in Advanced Breast Cancer. In: Application of Cancer Chemotherapy. Antibiotics Chemother. Vol. 24, S. 173–188, Karger, Basel 1978.

[11] Brunner, K. W. und Cavalli, F.: Combination Endocrine/Cytotoxic Therapy in Breast Cancer. In: Stoll, B. A. (Hrsg.): Hormonal Management in Endocrine-Related Cancer. Lloyd-Luke Med. Books, Ltd., London, 1981.

[12] Bull, J. M. et al.: A Randomized Comparative Trial of Adriamycin Versus Methotrexate in Combination Drug Therapy. Cancer *41* (1978) 1649–1657.

[13] Canellos, G. P. et al.: Combination Chemotherapy for Metastatic Breast Carcinoma. Cancer *38* 1882–1886.

[14] Carmo-Pereira, J., Costa, F. L., und Henriques, E.: Chemotherapy of Advanced Breast Cancer. A Randomized Trial of Vincristine, Adriamycin and Cyclophosphamide (VAC) Versus Cyclophosphamide, Methotrexate, 5-Fluorouracil and Prednisone (CMFP). Cancer *48* (1981) 1517–1521.

[15] Carter, S. K.: The Interpretation of Trials: Combined Hormonal Therapy and Chemotherapy in Disseminated Breast Cancer. Breast Cancer Res. Treat. *1* (1981) 43–52.

[16] Carter, S. K.: Chemotherapy of Breast Cancer: Current Status. In: Breast Cancer, Trends in Research and Treatment, S. 196–215, Raven Press, New York 1976.

[17] Cavalli, F. et al.: Gleichzeitige oder sequentielle Hormon-Chemotherapie sowie Vergleich verschiedener Polychemotherapien in der Behandlung des metastasierenden Mammakarzinoms. Schweiz. med. Wschr. *112* (1982) 774–783.

[18] Cavalli, F. et al.: SAKK-Studie: Randomized Trial of 3 Different Regimens of Combination Chemotherapy in Patients Receiving Simultaneously a Hormonal Treatment for Advanced Breast Cancer. Europ. J. Cancer *19* (1983) 1615–1624.

[19] Cavalli, F. et al.: Concurrent or Sequential Use of Cytotoxic Chemotherapy and Hormone Treatment in Advanced Breast Cancer: Report of the Swiss Group for Clinical Cancer Research. Brit. med. J. *286* (1983) 5–8.

[20] Coates, A. et al.: European Organization for Research on Treatment of Cancer. Proc. EORTC Quality of Life, Workshop (Mai 1981, Nov. 1981, Juni, 1982) Europ. J. Cancer clin. Oncol. *19,* (1983) 203–208.

[21] Cocconi, G. et al.: CMF and Tamoxifen Versus CMF Alone in Advanced Breast Cancer. Cancer *51* (1983) 581.

[22] Cooper, R.: Combination Chemotherapy in Hormone Resistant Breast Cancer. Proc. Amer. Ass. Cancer Res. *10* (1969) 15.

[23] Cummings, F. J. et al. (ECOG-Studie): Comparison of CMFP With CAF in Patients With Metastatic Breast Cancer. Abstr. Proc. 13th Int. Cancer Congr., Seattle, USA 1982; S. 284.

[24] De Jager, R. et al.: Chemotherapy of Advanced Breast Cancer With a Combination of Cytoxan, Adriamycin and 5-FU (CAF). Proc. Amer. Ass. Cancer Res. *16* (1975) 273.

[25] Falkson, G. et al.: Improved Remission Rates and Remission Duration in Young Women With Metastatic Breast Cancer Following Combined Oophorectomy and Chemotherapy. A Study by Cancer and Leukemia Group B. Cancer (Philad.) *43* (1979) 2215–2222.

[26] Fayres, P. M. und Jones, D. R.: Measuring and Analysing Quality of Life in Cancer Clinical Trials: A Review. Statist. Med. *2* (1983) 429.

[27] Greenspan, E.: Combination Cytotoxic Chemotherapy in Advanced Disseminated Breast Cancer. J. Mt Sinai Hosp. *33* (1966) 1–27.

[28] Karnofsky, D. und Burchenal, J. H.: Clinical Evaluation of Chemotherapy Agents in Cancer. In: McLeod, C. M. (Hrsg.): Evaluation of Chemotherapeutic Agents, S. 199–205, New York, Columbia University Press *1949*.

[29] Lloyd, R. E., Jones, S. E. und Salmon, S. E. (u. Southwest Oncology Group): Phase II Trial of Adriamycin and Cyclophosphamide: A Southwest Oncology Group Pilot Study. Proc. Amer. Ass. Cancer Res. *16* (1975) 265.

[30] Manni, A., Trujillo, J. E. und Pearson, O. H.: Sequential Use of Endocrine Therapy and Chemotherapy for Metastatic Breast Cancer: Effects on Survival. Cancer Treat. Rep. *64* (1980) 111–116.

[31] Muss, H. B. et al.: Adriamycin Versus Methotrexate in Five Drug Combination Chemotherapy for Advanced Breast Cancer. Cancer *42* (1978) 2141–2148.

[32] Rosner, D.: Optimal Sequential Systemic Therapy for Increased Survival in Metastatic Breast Cancer. Abstr. Proc. 13th Int. Cancer Congr., Seattle, USA 1982; S. 285.

[33] Rubens, R. D. et al.: Combined Cytotoxic and Progestogen Therapy for Advanced Breast Cancer. Cancer *42* (1978) 1680–1686.

[34] Smalley, R. V. et al.: Comparison of Two Five-Drug Regimens vs. Sequential Chemotherapy in Metastatic Breast Carcinoma. Cancer Chemother. Rep. *57* (1973) 110.

[35] Smalley, R. und Bornstein, R.: C-A-F Treatment of Metastatic Breast Carcinoma. Proc. Amer. Ass. Cancer Res. *16* (1975) 265.

[36] Smalley, R. V. et al.: Combination Versus Sequential Five-Drug Chemotherapy in Metastatic Breast Cancer. Cancer Res. *36* (1976) 3911–3916.

[37] Smalley, R. V. et al.: Comparison of Cyclophosphamide, Methotrexate, 5-Fluorouracil (CAF) and Cyclophosphamide, Methotrexate, 5-Fluorouracil, Vincristine, Prednisone (CMFVP) in Patients With Metastatic Breast Cancer. Cancer *40* (1977) 625–632.

[38] Tormey, D. C. et al.: (ECOG-Studie:) Comparison of Single to Alternating Combination Therapy in Metastatic Breast Cancer. Proc. Amer Ass. Cancer Res. *21* (1980) 171 (Abstr.).

[39] Young, R. C. et al.: Perspectives in the Treatment of Breast Cancer: 1976. Ann. intern. Med. *86* (1977) 784–798.

Stehen Ansprechraten und Dauer des Überlebens in kausaler Beziehung?

I. C. Henderson

Bei der Therapie des metastasierten Mammakarzinoms steht der Arzt, vor allem der in der klinischen Forschung tätige Arzt, immer wieder vor der Erkenntnis, daß Ansprechrate, Ansprechdauer und die Zeit bis zum Therapieversagen nur unmittelbare Therapieziele sind. Er muß sich stets aufs Neue fragen, ob diese Ziele in irgendeiner Beziehung zu den Therapiezielen aus der Sicht des Patienten stehen: Linderung der Symptome und Verlängerung der Überlebenszeit.

Hat also die Ansprechrate irgendeine praktische Bedeutung bei der Therapie des Mammakarzinoms?

1. Ansprechrate und Lebensqualität

Gibt es zunächst einmal eine positive Korrelation zwischen Ansprechrate und Linderung der Symptome? Es gibt erstaunlicherweise in der onkologischen Literatur nur sehr wenige Publikationen über die Möglichkeiten der palliativen Therapie, ganz im Gegensatz zur onkologischen Chirurgie und Strahlentherapie. Vor einigen Jahren hat Brunner [1] zwar in mehreren Schweizer Studien eine Korrelation zwischen subjektiven und objektiven Ansprechraten hergestellt. Wie Tabelle 1 zeigt, wurde jedoch als einziges subjektives Kriterium die Linderung der Schmerzen erfaßt.

Der palliative Effekt der Chemotherapie ist möglicherweise größer als die objektive Ansprechrate, trotz der Toxizität der Substanzen, denn für jedes der verwen-

Tabelle 1 Objektive und subjektive Ansprechraten unter verschiedenen Therapieschemata bei Patienten mit metastasiertem Mammakarzinom [1]

Therapieschema	Ansprechrate objektiv CR + PR	subjektiv Schmerzlinderung
CMV	33%	51%
CMP	44%	64%
CMFVP	49%	55%
Non-Responder	0%	33%

Onkologisches Kolloquium 1

deten Kombinationsschemata war die subjektive Ansprechrate (Schmerzlinderung) höher als die objektive. Selbst bei Non-Respondern, d. h. bei Patienten ohne objektive Anzeichen für ein Ansprechen oder zumindest ohne ausreichende Anzeichen für eine Teilremission, lag die subjektive Ansprechrate bei 33% [1].

In der neueren medizinischen Literatur wird dem Begriff „Lebensqualität" immer mehr Bedeutung beigemessen. Dies ist zum Teil auf die intensiven Nebenwirkungen der Therapie zurückzuführen. Im Idealfall sollten die Vorteile einer Therapie für den Patienten – gemessen am subjektiven Ansprechen oder an längerer Überlebenszeit – die Toxizität der Chemotherapie aufwiegen. Leider ist es jedoch schwierig, bei einzelnen Patienten ein subjektives Ansprechen zu quantifizieren, und noch schwieriger ist es, den „Nettogewinn" einer palliativen Therapie zu bestimmen, da sich die therapiebedingten Nebenwirkungen qualitativ von den Vorteilen, die die Therapie mit sich bringt, unterscheiden. Es ist fast unmöglich, das subjektive Ansprechen zu trennen von der individuellen Beurteilung des Ansprechens. So gibt es z. B. Patienten, die starke Schmerzen aushalten können, aber nicht in der Lage sind, selbst leichteste therapiebedingte Übelkeit zu ertragen. Andere Patienten wiederum nehmen alle möglichen Nebenwirkungen in Kauf, wenn ihre Schmerzen dadurch soweit gelindert werden können, daß sie wieder arbeitsfähig sind oder wieder aktiv am täglichen Leben teilnehmen können. Hinzu kommt noch, daß sich Ergebnisse aus Einzelstudien, in denen die Lebensqualität beurteilt wurde, nicht verallgemeinern und auf andere Länder übertragen lassen, denn Lebensqualität ist stark geprägt vom jeweiligen Lebensraum und wird z. B. in Großbritannien, USA oder Deutschland recht unterschiedlich definiert.

Baum, Priestman und Mitarbeiter, Großbritannien, haben zur Beurteilung der Lebensqualität eine lineare Selbstbeurteilung (Linear Analogue Self-Assessment, LASA) eingeführt [2]. Mit diesem Test wird versucht, folgende Kriterien zu bewerten (Abb. 1a):

1. Wohlbefinden des Patienten
2. Stimmung
3. Aktivitätsindex
4. Schmerzintensität
5. Übelkeit
6. Appetit
7. Fähigkeit, Hausarbeit zu verrichten bzw. dem vor der Erkrankung ausgeübten Beruf wieder nachzugehen
8. Soziales Engagement
9. Ausmaß der Besorgnis
10. Gefühl, daß die Therapie hilft

Abb. 1a Parameter der linearen Selbstbeurteilung (Linear Analogue Self-Assessment, LASA) nach Baum, Priestman und Mitarbeitern [2]

Sehr schlecht	______________	Sehr gut
Sehr deprimiert	______________	Sehr fröhlich
Keine Aktivität	______________	Sehr aktiv
Sehr starke Schmerzen	______________	Keine Schmerzen
Sehr häufige Übelkeit	______________	Keine Übelkeit
Wenig Appetit	______________	Großer Appetit
Nicht in der Lage, Arbeit auszuüben	______________	In der Lage zu arbeiten
Wenig soziale Aktivitäten	______________	Sehr aktiv
Sehr ängstlich	______________	Ruhig
Therapie hilft nicht	______________	Hilft sehr

Abb. 1b Bandbreite der Parameter der LASA [2]

Wenn der Patient vor und während der Therapie den LASA-Test durchführt, gibt er durch entsprechende Markierungen auf horizontalen Linien an, wie er seinen eigenen Zustand in bezug auf die verschiedenen Parameter bewertet (Abb. 1b). Das linke Ende der Linie repräsentiert die negativste, das rechte Ende die positivste Beurteilung des jeweiligen Parameters. So kann der Patient z. B. angeben, ob er sich sehr schlecht fühlt (ganz links), sehr gut fühlt (ganz rechts) bzw. wo er sich dazwischen einordnet, oder ob er sehr deprimiert ist, sehr fröhlich ist bzw. ob er irgendwo dazwischen liegt. Den horizontalen Linien ist eine lineare Skala von 0 (ganz links) bis 100 (ganz rechts) zugeordnet. Dadurch kann man dem Urteil des Patienten einen eindeutigen Zahlenwert zuordnen.

Priestman, Baum und Mitarbeiter haben die lineare Selbstbeurteilung (LASA) in einer randomisierten Vergleichsstudie zwischen endokriner Therapie und Chemotherapie bei Patienten mit metastasiertem Mammakarzinom eingesetzt [3]. 92 Patienten erhielten randomisiert entweder CAF (Cyclophosphamid, Doxorubicin, 5-Fluorouracil) oder eine Hormontherapie. Im endokrinen Therapiearm wurde bei Patienten in der Prämenopause eine Oophorektomie durchgeführt; Patienten in der Postmenopause erhielten Tamoxifen, Diethylstilbestrol, Prednison oder Androgene. Die Gesamtansprechrate war wesentlich höher unter Chemotherapie (49%) als unter endokriner Therapie (21%, $p<0{,}02$). Die mediane Ansprechdauer war mit 47 bzw. 49 Wochen nahezu identisch [3].

Wie erwartet, war die Toxizität unter Chemotherapie signifikant höher als unter endokriner Therapie (Tab. 2).

Bei Patienten unter Chemotherapie schien jedoch die Lebensqualität signifikant besser zu sein: Ab der 3. Woche litten Responder z. B. weniger unter Depressionen als Non-Responder (Abb. 2).

Tabelle 2 Beurteilung der Toxizität bei 92 Patienten mit metastasiertem Mammakarzinom unter CAF-Kombination bzw. unter endokriner Therapie [2]

Durch Chemotherapie induziert	Zeitpunkt des Auftretens (Woche)	Signifikanzniveau p
Haarausfall	1–15	< 0,05
Übelkeit	7	< 0,05
Erbrechen	1, 7, 11	< 0,05
Verstopfung	7	< 0,01
Wohlbefinden	11	< 0,05

Andere von den Patienten subjektiv empfundene Unterschiede zwischen den beiden Therapien erreichten keine statistische Signifikanz

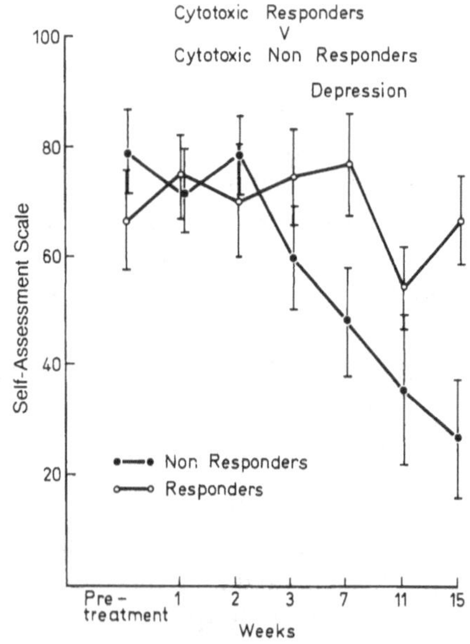

Abb. 2 Intensität der Depression bei Respondern bzw. Non-Respondern unter Chemotherapie bei Patienten mit metastatiertem Mammakarzinom nach LASA [2]; Self-assessment scale der LASA: 0 = sehr deprimiert, 100 = sehr fröhlich

In der 11. und 15. Woche waren die Unterschiede statistisch signifikant. Vergleichbares galt auch für andere Kriterien der Lebensqualität, wie z. B. die Besserung des Allgemeinbefindens, die Fähigkeit, Hausarbeit zu verrichten, einzukaufen oder andere Arbeiten zu bewältigen sowie für die Teilnahme am gesellschaftlichen Leben (Tab. 3).

Die von Priestman, Baum und Mitarbeitern durchgeführte Studie beweist deutlich, daß die mit Chemotherapie erreichte Linderung der Symptome die Toxizität ausgleicht und zumindest bei einigen Patienten zu einer Verbesserung der Le-

Tabelle 3 Auftreten signifikanter Unterschiede zwischen Respondern und Non-Respondern bei den Kriterien für Lebensqualität unter Chemotherapie nach LASA [2]

Bei Respondern beobachtete Besserung der Lebensqualität	Zeitpunkt des Auftretens (Woche)	Signifikanzniveau p
Schmerzen ↓	3	< 0,05
Dyspnoe ↓	15	< 0,01
Anorexie ↓	11, 15	< 0,05
Depression ↓	11, 15	< 0,01
Schlaflosigkeit ↓	3, 15	< 0,01
Allgemeinbefinden ↑	11, 15	< 0,001
Fähigkeit, Hausarbeit zu verrichten ↑	3, 11, 15	< 0,001
Fähigkeit, andere alltägliche Arbeiten zu verrichten ↑	3, 11, 15	< 0,001
Fähigkeit, einzukaufen ↑	3, 11, 15	< 0,001
Teilnahme am gesellschaftlichen Leben ↑	11, 15	< 0,001

Vor Therapiebeginn wurden keine Unterschiede beobachtet. Alle Unterschiede traten während der Therapie kontinuierlich auf, wurden aber erst in den angegebenen Wochen signifikant.

bensqualität führt. Darüber hinaus könnte man aus den Ergebnissen dieser Studie auch den Schluß ziehen, daß Patienten besser mit einer toxischen Therapie behandelt werden, die mit großer Wahrscheinlichkeit zu einem objektiven Ansprechen führt, als mit einer nicht-toxischen Therapie, die nur mit niedrigen Ansprechraten verbunden ist.

In den USA fordert die Food and Drug Administration (FDA) die Beurteilung der Lebensqualität vor der Zulassung einer neuen Substanz. Deshalb wurde die lineare Selbstbeurteilung (LASA) bei einigen Phase-II-Studien berücksichtigt.

Ich bin jedoch nicht überzeugt, daß die Erfahrungen mit diesem Test ausreichen, um ihn als einziges oder vorrangiges Kriterium zur Beurteilung der Auswirkung eines Medikamentes auf die Lebensqualität heranzuziehen.

Mit dem LASA-Test kann man sehr wahrscheinlich große Unterschiede in der Lebensqualität erfassen, wie dies z. B. in der von Baum, Priestman und Mitarbeitern durchgeführten Studie nachgewiesen wurde, nicht aber geringere Unterschiede der Lebensqualität unter zwei verschiedenen Therapien mit ähnlichen objektiven Ansprechraten.

Dies wird anhand einer großen multizentrischen Phase-II-Studie [4] deutlich, die kürzlich in den USA abgeschlossen wurde. Über 300 Patienten wurden randomisiert entweder mit Mitoxantron (Novantron®) oder mit Doxorubicin (Adriamycin) behandelt. Sie hatten sich auf mindestens ein vorausgegangenes Therapieschema als refraktär erwiesen, das in den meisten Fällen bei offensichtlichen Metastasen verabreicht worden war. Frühere Studien hatten gezeigt, daß die Ansprechraten bei beiden Substanzen nahezu identisch waren, daß aber die

Toxizität unter Mitoxantron erheblich niedriger lag. In der erwähnten Multizenterstudie sollten die Patienten deshalb den LASA-Test unmittelbar vor jedem Therapiezyklus mit Mitoxantron bzw. Doxorubicin durchführen.

Hinsichtlich der Zeit bis zum Therapieversagen (Abb. 3), der Ansprechdauer und der Überlebenszeit wurden keine Unterschiede beobachtet [4].

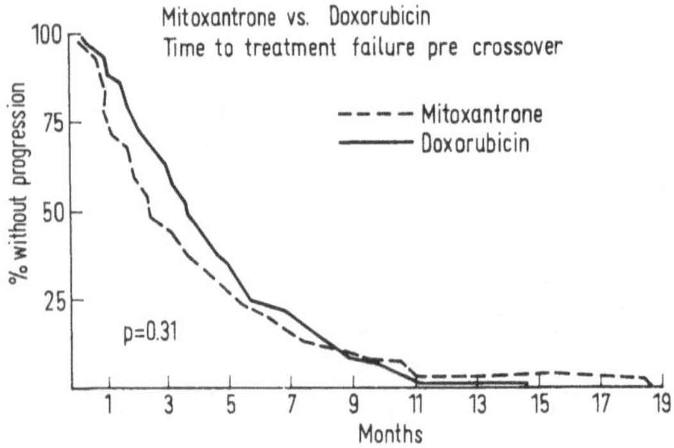

Abb. 3 Zeit bis zum Therapieversagen bei Patienten mit metastasiertem Mammakarzinom unter Mitoxantron bzw. Doxorubicin-Therapie [4]

Die Gesamtansprechrate war zwar unter Doxorubicin um etwa 10% höher als unter Mitoxantron [4], der Unterschied war jedoch statistisch nicht signifikant.

Die verabreichten Mitoxantron- bzw. Doxorubicin-Dosen wirkten beide gleich myelosuppressiv; wie Abbildung 4 zeigt, waren die Leukozyten-Nadir-Werte beider Substanzen sehr ähnlich.

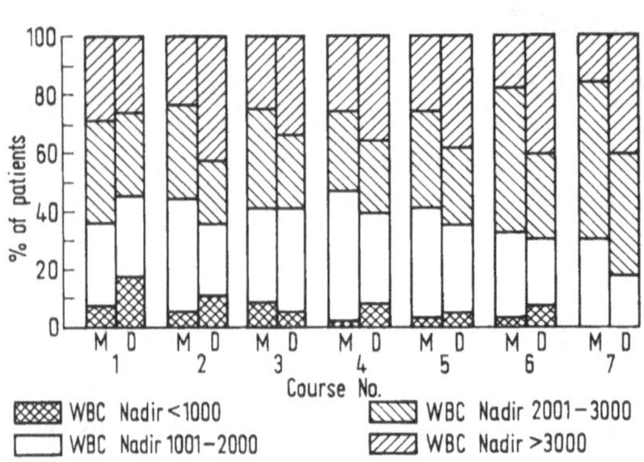

Abb. 4 Leukozyten-Nadir-Werte unter Mitoxantron- bzw. Doxorubicin-Therapie bei Patienten mit metastasiertem Mammakarzinom während sieben Behandlungszyklen [4]

Hinsichtlich anderer Nebenwirkungen ergaben sich jedoch deutliche Unterschiede (Tab. 4).

Tabelle 4 Häufigkeit mäßiger bis starker Nebenwirkungen, beobachtet bei mindestens 2% der mit Mitoxantron bzw. Doxorubicin behandelten Patienten mit metastasiertem Mammakarzinom [4]

Art der Nebenwirkungen	Zahl der Patienten (%) Mitoxantron (Novantron®)	Doxorubicin	Signifikanzniveau *p*
Gastrointestinal			
– allgemein	29,7	71,7	< 0,001
– Übelkeit/Erbrechen	24,3	59,3	< 0,001
– Stomatitis	4,1	23,5	< 0,001
– Anorexie	2,7	9,7	= 0,02
– Diarrhoe	3,4	3,5	= 1,00
Alopezie	9,5	73,8	< 0,001
Allgemeinzustand			
– Schwäche	2,0	4,1	= 0,34
– Müdigkeit	2,7	2,8	= 1,0
– Fieber	2,0	5,5	= 0,14
Infektion	2,0	3,5	= 0,50
Mäßig bis stark ausgeprägte Symptome			
– allgemein	39,2	93,1	< 0,001

nach Fishers Exact Test – zweiseitig

So traten unter Mitoxantron signifikant weniger Übelkeit/Erbrechen, Stomatitis, Anorexie, Diarrhoe und Alopezie auf.

Im Gegensatz dazu stehen die sehr geringen Unterschiede bei der Auswertung des LASA-Tests. Für jeden Patienten wurde der Durchschnittswert der ersten 9 von 10 Fragen (Abb. 1) ermittelt. (Frage 10: „Hilft die Behandlung?“ wurde nicht berücksichtigt, da sie bei der Befragung vor Therapiebeginn ausgeschlossen war.)

Abbildung 5 zeigt die Mittelwerte aller mit Mitoxantron bzw. Doxorubicin behandelten Patienten vor Therapiebeginn und unmittelbar vor jedem der folgenden sieben Therapiezyklen.

Es war erstaunlich, wie gering der Unterschied zwischen beiden Therapiegruppen vor allem bei dem LASA-Parameter „Übelkeit“ (Punkt 5, Abb. 1) war. Bei der Befragung durch den behandelnden Arzt und/oder die Krankenschwester zum Thema Übelkeit hatte sich ein statistisch signifikanter Unterschied zwischen beiden Substanzen ergeben (Tab. 4). Die unterschiedliche Beurteilung der Übelkeit, die sich hier zeigte, kann verschiedene Ursachen haben:

a) Schwierigkeiten des Patienten mit der Bewertungsskala des LASA-Tests

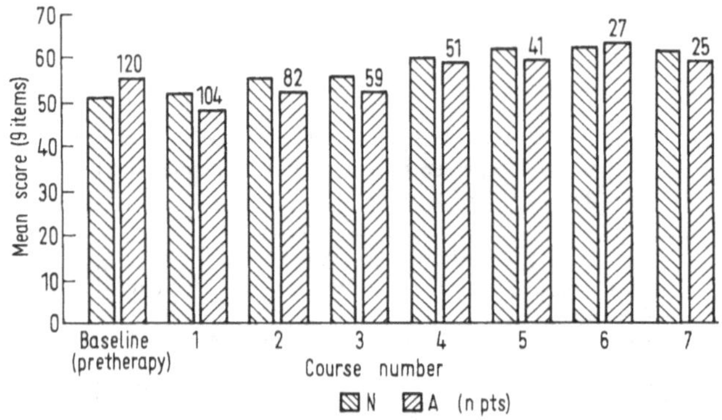

Abb. 5 Selbsteinschätzung der Lebensqualität: Mittelwerte des LASA-Tests bei Patienten mit metastasiertem Mammakarzinom unter Mitoxantron- bzw. Doxorubicin-Therapie jeweils vor Therapiebeginn und vor Beginn der nachfolgenden sieben Therapiezyklen [4] (n = Anzahl der Patienten); N = Mitoxantron, A = Doxorubicin

b) suggestive Fragestellung durch Arzt/Schwester und Bewertung nach herkömmlicher Skala
c) andere, nicht erkennbare Beeinflussung.

Unseres Erachtens kann man aus den Analysen der Schweizer Studie [1], der Priestman-und-Baum-Studie [2] sowie der Mitoxantron-Studie [4] folgende Schlüsse ziehen:

1. Es besteht ein Zusammenhang zwischen objektiver Ansprechrate und Linderung der Symptome.
2. Das Ansprechen auf die Therapie ist eine wichtige Komponente der Lebensqualität des Patienten.
3. Viele der derzeit verfügbaren Methoden zur Messung von Lebensqualität – z. B. der LASA-Test – sind möglicherweise nur bedingt nützlich bei der Bewertung von Toxizität als einem Aspekt für die Lebensqualität.

2. Ansprechrate und Überlebenszeit

Das Verhältnis zwischen objektivem Ansprechen und Überleben ist noch schwieriger zu messen als das Verhältnis zwischen Ansprechen und Linderung der Symptome. Es gibt mindestens 4 verschiedene Methoden, diese Verhältnisse zu untersuchen, aber jede davon zeigt deutlich ihre Grenzen:

1. Die Patienten werden randomisiert behandelt oder nicht behandelt.
   Dies ergäbe zweifellos die präziseste Aussage über den Einfluß einer Therapie auf die Überlebenszeit, doch die meisten Therapeuten würden ein solches

Vorgehen zu Recht für unethisch halten, da man einer Gruppe von Patienten die Palliation durch die Therapie vorenthält.

2. Man kann die Überlebenszeit von Respondern mit der von Non-Respondern vergleichen.
Diese Methode wird in der medizinischen Literatur häufig verwendet. Sie kann jedoch ebenso nützlich wie irreführend sein, da sie von einem Ursache-Wirkungsverhältnis zwischen der Behandlung einerseits und dem Ansprechen bzw. Überleben andererseits ausgeht, dieses aber nicht beweisen kann.
3. Man kann über einen gewissen Zeitraum den Trend der Überlebenszeiten aller Patienten mit metastasiertem Mammakarzinom untersuchen.
Wenn ein Ansprechen auf die Therapie mit verlängerter Überlebenszeit einhergeht, sollte sich dies in der medianen Überlebenszeit aller Patienten mit diagnostiziertem metastasierten Mammakarzinom widerspiegeln.
4. Man kann die Überlebenszeit von Patienten, die für Therapieschemata mit hohen Ansprechraten randomisiert wurden, vergleichen mit der Überlebenszeit von Patienten, die für Therapieschemata mit niedrigen Ansprechraten randomisiert wurden.

Diese vier Möglichkeiten sollen im folgenden näher untersucht werden:

Uns ist keine Studie bekannt, in der eine Gruppe von Patienten zu Vergleichszwecken unbehandelt blieb. Wie bereits erwähnt, würde diese Handlungsweise von den meisten Klinikern als unethisch abgelehnt werden. Es gibt jedoch einige Studien, in denen eine wirksame Therapie für eine gewisse Zeit (z. B.: 3–6 Monate) unterbrochen wurde, um festzustellen, ob eine solche Unterbrechung die Überlebenszeit verkürzt.

Zur Klärung derselben Frage hat man Patienten für eine unterschiedliche Therapiedauer randomisiert, um festzustellen, ob eine Fortsetzung der Therapie über einen vorher bestimmten Zeitraum hinaus (z. B. 6 Monate) eine verlängerte Überlebenszeit mit sich bringt.

Auch zu diesem Fragenkomplex wurde in der Schweiz wiederum eine Studie durchgeführt [5]. Über 400 Patienten erhielten randomisiert entweder eine endokrine Therapie, die bei Krankheitsprogression durch eine Chemotherapie abgelöst wurde, oder sofort eine Kombination aus endokriner Therapie und Chemotherapie.

Patienten, die initial nur Hormone erhielten, wurden erst nach einer Wartezeit von mindestens 6–8 Wochen chemotherapeutisch behandelt. Die initiale Ansprechrate auf die Kombination von endokriner Therapie und Chemotherapie war doppelt so hoch wie die bei alleiniger endokriner Therapie (41% zu 19%). Viele Patienten, bei denen die Hormontherapie initial versagte, sprachen anschließend auf eine Chemotherapie an.

Bei Abschluß der Studie war der Anteil der Patienten, die entweder auf die eine oder auf die andere Therapieform ansprachen, für beide Therapiearme fast identisch: 41% sprachen auf die Kombination aus endokriner und Chemotherapie, 36% auf die endokrine Therapie mit anschließender Chemotherapie an. Trotz dieses zeitlich verzögerten Ansprechens bei Patienten unter Sequenztherapie ergab sich für beide Therapiegruppen kein statistisch signifikanter Unterschied bezüglich der Überlebenszeit (Abb. 6).

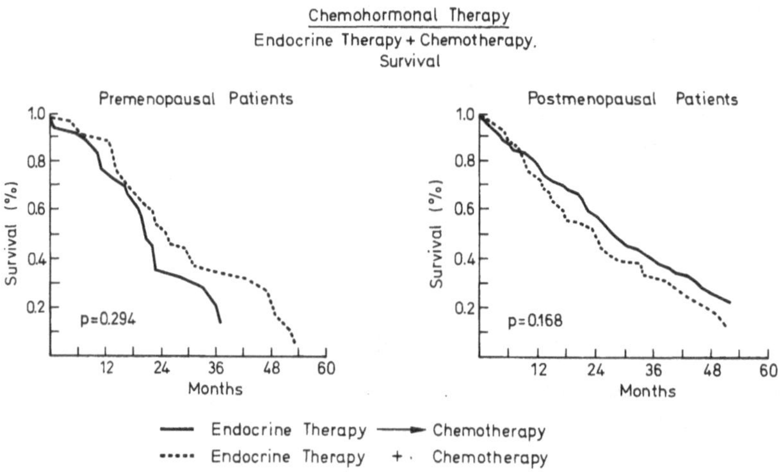

Abb. 6 Überlebensrate bei Patienten mit metastasiertem Mammakarzinom unter endokriner Therapie und anschließender Chemotherapie bzw. unter einer Kombination aus endokriner Therapie und Chemotherapie [5]

Es gibt nur eine einzige randomisierte Studie [6], in der die optimale Therapiedauer ermittelt wurde. In dieser Studie wurden die Patienten randomisiert – entweder über 24 Wochen oder bis zum Auftreten der Progression – mit dem Cooper-Regime behandelt (CMFVP: Cyclophosphamid, Methotrexat, 5-Fluorouracil, Vincristin und Prednison). Hinsichtlich des Überlebens wurden keine Unterschiede in den beiden Therapiearmen festgestellt (Abb. 7).

Aufgrund dieser Studienergebnisse haben wir am Dana Farber Cancer Institute in Boston Patienten mit metastasiertem Mammakarzinom grundsätzlich über 4–8 Monate behandelt.

Wenn die Symptome gelindert werden konnten und sich ein wie auch immer geartetes Ansprechen auf die Therapie zeigte, wurde die Therapie unterbrochen. Viele Patienten mußten innerhalb einiger Monate erneut chemotherapeutisch behandelt werden; andere Patienten kamen über eine lange Zeit, manchmal sogar jahrelang, ohne weitere Chemotherapie aus.

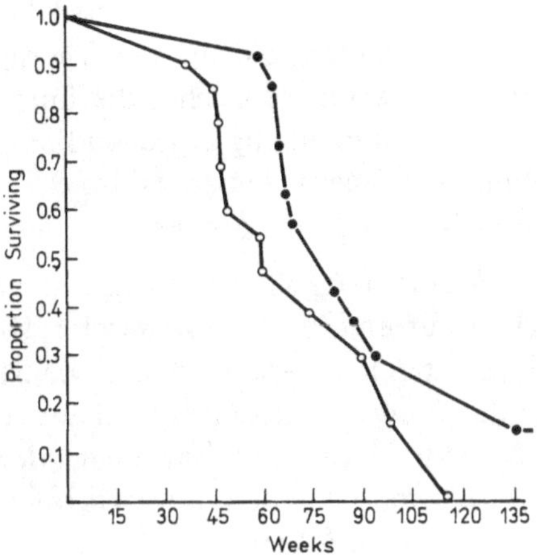

Abb. 7 Überlebensrate bei Patienten mit metastasiertem Mammakarzinom mit CMFVP-Therapie (Cooper-Regime) nach 24wöchiger Therapiedauer (●) bzw. fortdauernder Behandlung bis zur Progression (○) [6]

Von einem Vergleich der Überlebensraten von Respondern und Non-Respondern muß dringend abgeraten werden, da ein Ansprechen auf die Therapie Ausdruck von Krankheitsmerkmalen sein könnte, die eine Verlängerung der Überlebenszeit vorhersagbar machen.

Dies zeigt sich am besten beim Einsatz einer Hormontherapie. Die Literatur der 50er und 60er Jahre weist eine Fülle von Daten über die Überlebensraten von Respondern und Non-Respondern nach Oophorektomie, Adrenalektomie und Östrogentherapie auf. Sie stammen alle aus der Zeit vor der Entdeckung des Östrogenrezeptor-Proteins. Neuere Studien haben gezeigt, daß Patienten mit positivem Östrogenrezeptor-Status mit größter Wahrscheinlichkeit auf eine Hormontherapie ansprechen. Patienten mit positivem Östrogenrezeptor-Status haben auch die beste Prognose für ein Langzeitüberleben, allerdings ungeachtet einer Therapie oder eines Ansprechens.

Retrospektiv scheint das Ansprechen auf eine Hormontherapie Ausdruck einer langsam fortschreitenden Erkrankung zu sein. Dies schließt das Vorhandensein einer Ursache-Wirkungsbeziehung zwischen Therapie, Ansprechen und Überlebenszeit nicht aus, wohl aber die Möglichkeit, den Einfluß auf die Überlebensraten durch einen Vergleich der Überlebensdaten von Respondern und Non-Respondern zu quantifizieren.

Bisher konnten ähnliche Beziehungen zwischen prognostischen Faktoren für Ansprechraten und Überlebensraten bei chemotherapeutischer Behandlung nicht aufgezeigt werden. Man kann jedoch nach vorliegenden Erkenntnissen solche Zusammenhänge nicht ausschließen.

Wenn es eine Ursache-Wirkungsbeziehung zwischen Ansprechen und Überleben gibt, dann könnte man davon ausgehen, daß Patienten, die auf eine Therapie mit kompletter Remission ansprechen, länger überleben als solche, die nur partiell ansprechen. Obwohl es über einen solchen Zusammenhang zwischen kompletten Remissionen und Überleben einige Publikationen gibt, haben zahlreiche andere Untersuchungen diese Zusammenhänge nicht bestätigen können.

So haben z. B. Paterson und Mitarbeiter (Alberta) bei 381 Patienten mit metastasiertem Mammakarzinom das Ansprechen auf eine erste systemische Therapie mit der Überlebenszeit verglichen [7]. Sie fanden heraus, daß Patienten mit unmittelbar nach der Therapie einsetzender Progression eine signifikant schlechtere Prognose hatten als Patienten mit Krankheitsstillstand, partieller oder kompletter Remission (Abb. 8a). Dies traf sowohl für Patienten unter Hormontherapie (Abb. 8b) als auch unter Chemotherapie (Abb. 8c) zu.

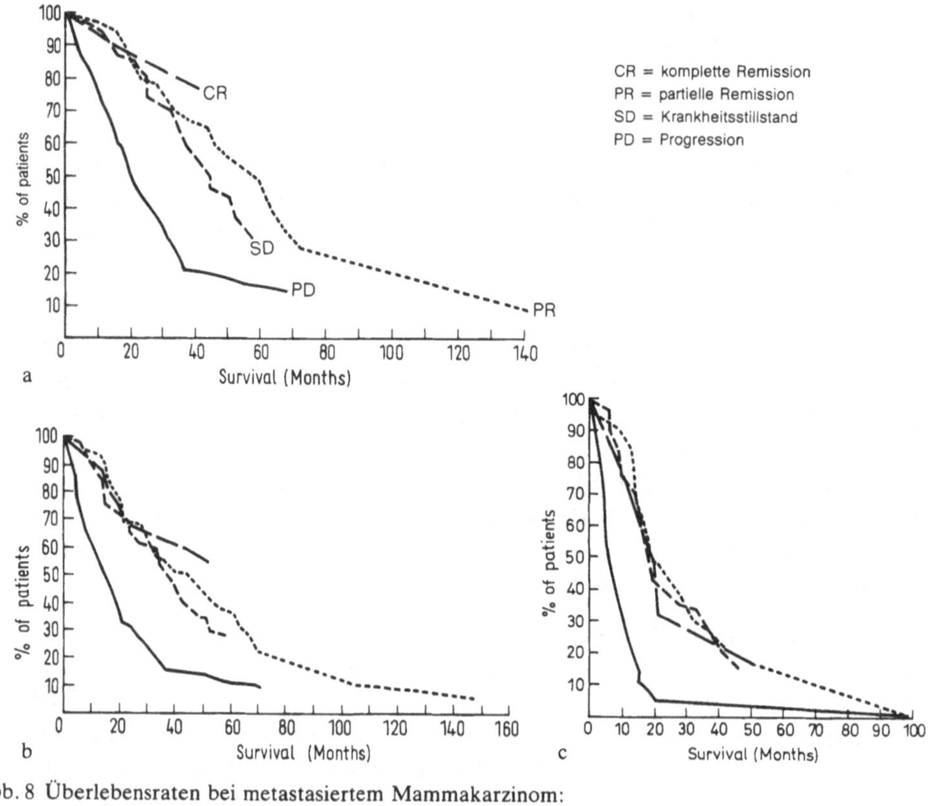

Abb. 8 Überlebensraten bei metastasiertem Mammakarzinom:

(a) für alle Patienten (n = 381), CR = 16, PR = 76, SD = 112, PD = 177;

(b) für Patienten unter endokriner Therapie (n = 262), CR = 10, PR = 52, SD = 76, PD = 124;

(c) für Patienten unter Chemotherapie (n = 119), CR = 6, PR = 26, SD = 34, PD = 53.

Für 8a–c gilt: CR, PR, SD vs. PD: $p<0.0005$; CR vs. PR vs. SD: n.s. [7]

Wenn eine neue Therapie die Überlebenszeiten verbessern kann, dann sollte der breitangelegte Einsatz nach Einführung dieser Therapie eine verminderte Mortalität zur Folge haben. Man könnte mit einer Verlängerung der Zeitspanne zwischen Erstdiagnose und Tod oder dem Auftreten von Metastasen und Tod auf 10 und mehr Jahre rechnen. Analysen dieser Art unterliegen jedoch zwei wesentlichen Einschränkungen:

1. Der Zeitpunkt der Erstdiagnose kann durch den Einsatz von Screening-Techniken oder anderen Modalitäten zur Früherkennung von Brustkrebs im natürlichen Krankheitsverlauf vorverlegt worden sein. Das gleiche gilt auch für die Erstdiagnose von Metastasen, die aufgrund von sorgfältigeren Follow-up-Maßnahmen durch Onkologen oder andere Spezialisten, die neu in den Behandlungsablauf integriert wurden, ebenfalls auf einen früheren Zeitpunkt verschoben worden sein kann.
2. Möglicherweise profitiert nur ein kleiner Teil der Patienten von einer Therapie, denn in breitangelegten Studien kann selbst ein großer Therapieeffekt verdeckt werden, wenn er nur bei wenigen Patienten auftritt.

Powles und Mitarbeiter, Royal Marsden Hospital, London, gehörten zu den ersten, die Änderungen der Überlebenszeiten im Zusammenhang mit der Einführung einer neuen Therapie untersuchten [8]. Bis 1974 wurde am Royal Marsden Hospital die Chemotherapie nicht sehr häufig eingesetzt. Die Autoren beobachteten, daß Patienten, die auf eine Chemotherapie ansprachen, bessere Überlebenszeiten hatten als Therapieversager. Dennoch stellten sie fest, daß die Überlebensraten ab dem ersten Auftreten von Metastasen bei 55 Patienten, die vor 1974 behandelt wurden, identisch waren mit denen von 105 Patienten, die ab Januar 1974 behandelt wurden.

Ebenso zeigte sich kein Unterschied bei den Überlebensraten von Patienten mit metastasiertem Mammakarzinom, die chemotherapeutisch oder nicht-chemotherapeutisch behandelt wurden [8].

Kaufman, Memorial Hospital, New York, führte eine ähnliche Analyse bei seinen Patienten durch [9]. Er verglich die Überlebenszeit ab dem ersten Rezidiv von Patienten, die er zwischen 1947 und 1961 behandelt hatte, mit denen, die zwischen 1967 und 1977 behandelt wurden. Im erstgenannten Zeitraum wurde die Chemotherapie selten, im letzteren häufig eingesetzt. Trotzdem waren die Ergebnisse für die Einjahres- bzw. Fünfjahresüberlebensrate nahezu identisch: Zwischen 1947 und 1961 lebten noch 63,3% der Patienten ein Jahr bzw. 6,3% fünf Jahre nach der ersten Diagnose von Metastasen. Zwischen 1967 und 1977 waren es 69,5% bzw. 7,9% [9].

Bei einer Analyse der Überlebenszeiten von Patienten, bei denen zwischen 1920 und 1980 am Yale-New Haven Hospital Metastasen diagnostiziert wurden, beobachtete man eine ständige Verbesserung der medianen Überlebensrate und der

Fünfjahresüberlebensrate zwischen 1950 und 1970. Nach 1970 jedoch, und damit nach der Einführung intensiver Kombinationschemotherapien, trat im Vergleich zum 20-Jahres-Zeitraum zwischen 1950 und 1970 keine weitere Verbesserung auf [10].

Die einzige Studie, die bei einer bestimmten Bevölkerungsgruppe bzw. in einer bestimmten Region durchgeführt wurde, ist aus Alberta, Kanada, veröffentlicht worden [11]. Die meisten Patienten in Zentral- und Nord-Alberta sind in einem allgemeinen Krebsregister erfaßt. Dadurch werden die Patienten stets nach denselben Kriterien den verschiedenen Therapiezentren zugewiesen und die Patientendaten weitestgehend einheitlich erfaßt und analysiert. In dieser Studie wurden die Überlebenszeiten ab dem ersten Auftreten von Metastasen bei 140 Patienten zwischen 1971 und 1974 verglichen mit denen von 152 Patienten zwischen 1975 und 1978. Im erstgenannten Zeitraum (1971–1974) setzte man die Chemotherapie erst sehr spät im Verlauf der Erkrankung ein. Im letzteren (1975–1978) wurden Doxorubicin enthaltende Chemotherapieschemata sehr früh nach der ersten Diagnose von Metastasen angewendet.

Dennoch änderten sich die Überlebensraten ab Erstdiagnose und Primärtherapie in den beiden Zeiträumen nicht signifikant, wenn es auch eine schwache, beinahe signifikante Tendenz zu einer verlängerten Überlebenszeit ab dem ersten Auftreten distaler Metastasen zu geben schien [11].

Etwas optimistischer waren die Ergebnisse bei einer Patientengruppe in Stockholm, Schweden [12]. Hier war die Überlebensrate ab dem ersten Auftreten von distalen Metastasen zwischen 1971–1973 signifikant höher im Vergleich zu Ergebnissen aus den Jahren 1961–1963. Es zeigte sich ein statistisch signifikanter Unterschied zwischen den Gesamtüberlebensraten. Analysen von Untergruppen ergaben die größten Änderungen der Überlebenszeiten ab dem ersten Auftreten von Metastasen bei Frauen unter 50 Jahren bzw. über 69 Jahren. Im Zeitraum zwischen 1971 und 1973 hatten 22% der Patienten mit metastasiertem Mammakarzinom eine Chemotherapie erhalten, im Zeitraum zwischen 1961–1963 dagegen niemand. Die Autoren vermuten, daß dies einer der Gründe für die Verbesserung der Überlebensraten innerhalb eines Zeitraums von zehn Jahren war.

Alles in allem sind die Ergebnisse dieser retrospektiven Analysen entmutigend, und es ist schwierig, einen Effekt der Chemotherapie – so überhaupt vorhanden – auf die Überlebenszeit von Patienten mit metastasiertem Mammakarzinom abzuleiten. Dies schließt jedoch nicht die Möglichkeit eines relativ großen Effekts bei einer kleinen Patientengruppe aus.

Um dies zu belegen, teilte man am M. D. Anderson Hospital, Houston, die Patienten mit metastasiertem Mammakarzinom auf der Basis von zu erwartender Überlebenszeit, definiert nach dem Cox-Regressions-Modell, in vier Gruppen ein [13]. Bei diesem Modell werden folgende Parameter verwendet: krankheitsfreies

Intervall, Aktivitätsindex, Lokalisation der Metastasen. Im Anschluß daran wurden die medianen Überlebenszeiten innerhalb dieser Prognosegruppen für Patienten zwischen 1956–1965, 1966–1974 und nach 1975 ausgewertet. Bei Patienten mit der besten Prognose stellte man eine statistisch signifikante Verbesserung der Überlebensrate fest. Im Gegensatz zu den a priori gesetzten Erwartungen schien es bei den Patienten mit der schlechtesten Prognose und damit wahrscheinlich denjenigen mit der aggressivsten und am schnellsten fortschreitenden Erkrankung – über drei Jahrzehnte gesehen – keine verbesserte mediane Überlebenszeit zu geben (Tab. 5) [13].

Tabelle 5 Überlebenszeiten von Patienten mit metastasiertem Mammakarzinom in Abhängigkeit vom Zeitraum der Behandlung [13]

Zeitraum	Patientenzahl	Mediane Überlebenszeit (Monate) für die Prognosegruppe* (Sterberate)			
		< 0,8	0,8–0,9	1,0–1,4	> 1,5
1956–1965	210	22	10	8	4
1966–1974	210	33	12	8	3
1975 ff.	251	32	21	18	6
Signifikanz *p*	= 0,05		< 0,01	< 0,01	= 0,43

* nach dem Cox-Regressions-Modell

Es ist schwierig, diese Ergebnisse in Einklang zu bringen mit denen anderer Studien, die darauf hindeuten, daß Patienten mit schlechterer Prognose, die vor allem auf der primären Lokalisation der Metastasen basiert, von einer Chemotherapie am meisten profitieren.

So haben z. B. zahlreiche Studien, wie z. B. die Schweizer Studie [14], gezeigt, daß der Unterschied der Überlebensraten zwischen „Respondern" und „Non-Respondern" bei Patienten mit viszeralen Metastasen viel größer ist als bei Patienten, bei denen vor allem Knochenmetastasen diagnostiziert worden waren (Tab. 6).

Tabelle 6 Überlebenszeiten von Patienten mit metastasiertem Mammakarzinom in Abhängigkeit von der Metastasenlokalisation [14]

Lokalisation der Metastasen	Mediane Überlebenszeit (Monate)* Responder	Non-Responder
viszeral	22	8
lokal + pleural	18	8
viszeral + ossär**	14	7
ossär	19	14

* gemessen ab Beginn der Chemotherapie
** Patienten mit ausgedehnten Metastasen

Die letzte der vier angesprochenen Möglichkeiten, um die Wirkung einer Therapie auf die Überlebenszeit zu messen, ist der Vergleich der Überlebensraten von Patienten, die für ein Therapieschema mit hoher Ansprechrate randomisiert wurden, mit denen, die für ein Therapieschema mit geringerer Ansprechrate randomisiert wurden. Die Eastern Cooperative Oncology Group (ECOG) führte eine Reihe solcher Studien durch [15]. Die Ansprechraten in den Therapiearmen, in denen nur monotherapeutisch behandelt wurde, waren viel geringer als die unter Kombinationstherapie (Tab. 7a).

Tabelle 7a Ansprechraten bei Patienten mit metastasiertem Mammakarzinom (n = 687) in Abhängigkeit von verschiedenen Mono- oder Kombinationstherapieschemata [15]

Therapieschema	Ansprechrate
Monotherapie	
5-FU ± Premarin	18%
L-PAM	18%
Adriamycin	34%
Kombinationstherapie	
CMF	45%
AV	53%
CMFP	59%

Die Zeit bis zum Therapieversagen sowie Ansprechdauer und Überlebenszeit waren bei Respondern unter Monotherapie nahezu identisch mit denen bei Respondern unter Kombinationstherapie. Ähnlich verhielt es sich bei „Non-Respondern“: Auch hier waren die Zeit bis zum Therapieversagen, Ansprechdauer und Überlebenszeit – unabhängig vom Therapieschema – identisch.

Da bei den Patienten mit Kombinationstherapie ein höherer Prozentsatz auf die Therapie ansprach, ergab sich ein geringfügig besseres Ergebnis bezüglich der Zeit bis zum Therapieversagen und der Überlebenszeit für die Gesamtgruppe der für eine Kombinationstherapie randomisierten Patienten. Dies drückt sich jedoch lediglich in einem medianen Unterschied in den Überlebenszeiten der Patienten von zwei bis vier Monaten aus (Tab. 7b).

Das Ergebnis deutet darauf hin, daß ein Therapieschema, durch das zwar die objektive Ansprechrate um 15 bis 20% verbessert wird, gleichzeitig aber auch die Toxizität in noch stärkerem Maße ansteigt, dem „Durchschnittspatienten“ möglicherweise nur einen Überlebensvorteil von ein paar Monaten bringt.

Ebenso lassen diese Daten erkennen, daß es bei den derzeit verfügbaren Therapieschemata nicht darauf ankommt, auf welche spezifische Therapieregimes der Patient anspricht, sondern daß ein Ansprechen an sich schon von gewissem Wert ist.

Tabelle 7b Ergebnisse einer Chemotherapie bei Patienten mit metastasiertem Mammakarzinom (n = 687) [15]

	Monotherapie (Monate)	Kombinationstherapie (Monate)
Zeit bis zum Therapieversagen		
- alle Patienten	1,50- 3,25	5,00- 7,00
- Responder	5,75-10,25	7,75-10,25
- Non-Responder	1,00- 4,00	1,00- 4,00
Ansprechdauer	3,50- 5,75	5,25- 7,75
Überlebenszeit		
- alle Patienten	10,00-14,50	12,50-18,25
- Responder	16,75-24,75	18,00-22,50
- Non-Responder	7,00-10,75	6,25- 8,75

Es könnten noch zahlreiche andere Studien herangezogen werden, um diese Punkte zu verdeutlichen. So gab es z. B. eine Reihe randomisierter Studien, bei denen eine chemohormonelle Kombinationstherapie mit einer reinen Chemotherapie verglichen wurde.

In den meisten dieser Studien ergaben sich höhere Gesamtansprechraten unter der Kombination aus Hormonen und Chemotherapie, die sich jedoch bestenfalls - wenn überhaupt - in nur geringfügig verlängerten Überlebenszeiten ausdrückten.

Außerdem gibt es zahlreiche Studien, die Doxorubicin enthaltende mit nicht-Doxorubicin enthaltenden Therapieschemata vergleichen. Auf Doxorubicin enthaltende Therapieschemata sprechen im allgemeinen 10–15% mehr Patienten an als auf Therapieregimes ohne Doxorubicin.

Die meisten dieser Studien haben aber keine signifikante Verlängerung der Überlebenszeit ergeben, und wenn, dann betrug sie nur einige Monate.

In den meisten dieser Studien sind die Patientenzahlen nicht hoch genug, oder die Untersucher haben die Überlebenszeiten nicht nach Patienten-Untergruppen ausgewertet. Dennoch wird auch hier noch einmal deutlich, daß bei einem nur geringen Vorteil des effektiveren Therapieschemas bezüglich der Überlebenszeit für das Gesamtkollektiv ein ziemlich großer Überlebensvorteil für bestimmte Untergruppen bestehen könnte.

Analysen dieser Art sollten in zukünftigen Studien, wann immer möglich, durchgeführt werden.

Verbessert eine systemische Therapie, insbesondere eine Chemotherapie, die Überlebenszeit der Patienten mit metastasiertem Mammakarzinom?

Die hier zusammengestellten Daten geben widersprüchliche Antworten auf diese Frage. Jedoch deutet die überwiegende Anzahl der Daten darauf hin, daß für

Patienten, die auf eine Therapie ansprechen, ein gewisser Überlebensvorteil besteht.

Wie groß ist dieser Vorteil?

Eine Antwort hierauf ist noch schwieriger, und es gibt dazu noch weniger Daten. Sie lassen aber erkennen, daß der Gesamtüberlebensvorteil gering ist und im Durchschnitt nur zwei bis vier Monate beträgt, daß aber bestimmte, noch nicht klar definierte Untergruppen von Patienten erheblich von einer Therapie profitieren können.

2. Schlußfolgerungen

Diese Erfahrungen führen zu den praktischen Schlußfolgerungen, die wir einer Bewertung und Behandlung von Patienten mit metastasiertem Mammakarzinom zugrunde legen:

1. Das Hauptziel einer Therapie bei Patienten mit metastasierter Erkrankung ist die Linderung der Symptome.
2. Vielen Patienten wird der mögliche Überlebensvorteil zu gering erscheinen, als daß er die mit einigen Therapieschemata verbundene Toxizität rechtfertigt. Aus diesem Grund ist die Verlängerung der Überlebenszeit nur von sekundärer Bedeutung bei der Behandlung des metastasierten Mammakarzinoms.
3. Ein verzögerter Therapiebeginn verkürzt höchstwahrscheinlich die Überlebenszeit nicht und dürfte bei symptomfreien Patienten mit nur minimalen Metastasen und insbesondere bei solchen mit nur langsam fortschreitender Erkrankung gerechtfertigt sein.
4. Es ist unwahrscheinlich, daß der Einsatz eines neuen Therapeutikums *vor* der Verwendung von herkömmlichen Therapieschemata die Überlebenszeit verkürzt. Der Einsatz neuer Therapeutika bei Patienten mit minimalen Symptomen, die eine Therapie wünschen, kann sowohl Ausdruck für gute klinische Praxis sein wie auch für vorausschauende Forschungsstrategie.

Literatur

[1] Brunner, K. W. et al.: A Controlled Study in the Use of Combined Drug Therapy for Metastatic Breast Cancer. Cancer *36* (1975) 1208–1219.

[2] Baum, M. et al.: A Comparison of Subjective Responses in a Trial Comparing Endocrine With Cytotoxic Treatment in Advanced Carcinoma of the Breast. In: Breast Cancer – Experimental and Clinical Aspects; H. T. Mouridson u. T. Palshof (Hrsg.), S. 223–226; Pergamon Press, Oxford 1980.

[3] Priestman, T. et al.: Treatment and Survival in Advanced Breast Cancer. Brit. med. J. *II* (1978) 1673–1674.

[4] Henderson, I. C. et al.: A Randomized Trial Comparing Mitoxantrone and Doxorubicin in Patients With Metastatic Breast Cancer. In: The Current Status of Novantrone; C. A. Coltman, Jr. (Hrsg.), S. 45–53; John Wiley & Sons, New York 1985.

[5] Cavalli, F. et al.: Concurrent or Sequential Use of Cytotoxic Chemotherapy and Hormone Treatment in Advanced Breast Cancer: Report of the Swiss Group for Clinical Cancer Research. Brit. med. J. *I* (1983) 5–8.

[6] Smalley, R. V. et al.: Combination Versus Sequential Five-Drug Chemotherapy in Metastatic Carcinoma of the Breast. Cancer Res. *36* (1976) 3911–3916.

[7] Paterson, A. H. G. et al.: Responses to Treatment and its Influence on Survival in Metastatic Breast Cancer. Amer. J. clin. Oncol. *8* (1985) 283–292.

[8] Powles, T. J. et al.: Failure of Chemotherapy to Prolong Survival in a Group of Patients with Metastatic Breast Cancer. Lancet *I* (1980) 580–582.

[9] Kaufman, R. J.: Advanced Breast Cancer-Additive Hormonal Therapy. Cancer *47* (1981) 2398–2403.

[10] Todd, M., Shoag, M. und Cadman, E.: Survival of Women with Metastatic Breast Cancer at Yale from 1920 to 1980. J. clin. Oncol. *1* (1983) 406–408.

[11] Peterson, A. H. G. et al.: Impact of Chemotherapy on Survival in Metastatic Breast Cancer. Lancet *II* (1980) 312.

[12] Rutqvist, L. E.: Increasing Incidence and Constant Mortality Rates of Breast Cancer: Time Trends in Stockholm County 1961–1973. Breast Cancer Res. Treat. *4* (1984) 233–243.

[13] Ross, M. et al.: Improved Survival of Metastatic Breast Cancer Patients Receiving Combination Chemotherapy – An Experience of the Past Three Decades. Proc. Amer. Soc. clin. Oncol. *2* (1983) 105.

[14] Fey, M. F., Brunner, K. W. und Sonntag, R. W.: Prognostic Factors in Metastatic Breast Cancer. Cancer clin. Trials *4* (1981) 237–247.

[15] Tormey, D., Carbone, P. und Band, P.: Breast Cancer Survival in Single and Combination Chemotherapy Trials Since 1968. Proc. Amer. Ass. Cancer Res. *18* (1977) 64.

Welche Chemotherapie nach adjuvanter zytostatischer Behandlung?

C. G. Schmidt

Die wissenschaftliche Basis der adjuvanten Chemotherapie des Mammakarzinoms beruht im wesentlichen auf zwei Faktoren:

1. der großen Wahrscheinlichkeit einer später auftretenden Fernmetastasierung bei solchen Patientinnen, die zum Zeitpunkt der Operation als Risikofälle eingestuft werden müssen, und
2. der weithin akzeptierten inversen Beziehungen zwischen Tumorgröße bzw. -masse und Effektivität der Chemotherapie.

Das relativ langsame Wachstum solider Geschwülste und ihre limitierte Regression während und nach der Chemotherapie impliziert bis heute eine lang dauernde intermittierend applizierte zytostatische Therapie.

Zahlreiche weltweit durchgeführte Studien, die in unterschiedlicher Dosierung, Applikationsform und Kombination zytostatisch wirksamer Medikamente sowie über verschieden lange Zeiträume angelegt waren, haben für bestimmte Gruppen eine Verbesserung der rückfallfreien Überlebenszeit und der Gesamt-Überlebensquoten ergeben. Sie haben aber ebenso deutlich erkennen lassen, daß die Majorität der Risikofälle eine spätere Metastasierung erleidet und somit einer „Salvage"-Chemotherapie nach adjuvanter Chemotherapie bedarf. Hier schon kündigt sich eine der vielen Besonderheiten des oder der Mammakarzinome an: die bis heute nicht überwundene Tatsache, daß der Nachweis einer Fernmetastasierung Inkurabilität bedeutet – auch dann, wenn es sich noch um kleine Fernmetastasen handelt. Daher trägt die Chemotherapie, wenn sie nach adjuvanter Chemotherapie notwendig wird, palliativen und nicht kurativen Charakter.

Für die „Salvage"-Therapie stellen sich einige Fragen, die bei der Erstapplikation ohne Bedeutung sind – z. B. die Frage, ob die vorhergehende Chemotherapie eine klonogene Selektion bestimmter Subpopulationen mit Eliminierung primär chemotherapiesensibler und Überwachsen durch chemotherapieresistente Zellinien bewirkt oder aber, ob im Gefolge der Spontanmutations-Theorie nach Goldie und Coldman einfach durch die größere Zahl der Zellteilungen spontane Resistenzen gehäuft auftreten.

Onkologisches Kolloquium 1

Das Problem konzentriert sich daher im wesentlichen auf die Frage, ob die adjuvante Chemotherapie eine Resistenz gegenüber der nachfolgenden palliativen Chemotherapie bewirkt hat oder nicht.

Ein Vergleich der Ergebnisse der „Salvage"-Chemotherapie nach adjuvanter Chemotherapie zur Therapie der Kontrollgruppe im 1. Rezidiv muß grundsätzliche Unterschiede berücksichtigen, die als Selektionsprozeß während der adjuvanten Chemotherapie ablaufen können [5].

Die Situation ist meist die folgende: Zu Beginn einer kontrollierten, prospektiv randomisierten klinischen Studie werden die Fälle entsprechend den Kriterien homogen eingeschleust und randomisiert entweder der unbehandelten Kontrollgruppe oder der adjuvanten Chemotherapiegruppe zugeordnet.

Zum Zeitpunkt des 1. Rezidivs unterscheidet sich die Situation, weil eine Tumorprogression stattgefunden hat und natürlich keine Randomisierung erfolgt. Die der „Salvage"-Chemotherapie durch den malignen biologischen Ausleseprozeß zugeführten Fälle spiegeln vermutlich einen höheren Grad der Malignität wider und erlauben keinen exakten Vergleich zum primären Kontrollarm in bezug auf den Performance-Status, die Krankheitsausdehnung, den Rezeptorstatus und die Wachstumsrate der Metastasen.

Die „Salvage"-Chemotherapie nach adjuvanter Chemotherapie kann nicht abgehandelt werden, ohne vorher einige noch offene Fragen zur Chemotherapie zu diskutieren:

Gibt es eine optimale primäre Chemotherapie?
oder
Gibt es eine optimale Sequenz verschiedener Chemotherapien global oder in Untergruppen?

Es kann festgehalten werden, daß trotz der kaum noch übersehbaren Zahl von randomisierten Studien über die Chemotherapie des metastasierten Mammakarzinoms diese grundsätzliche Frage bisher nur unzureichend untersucht worden ist. Bisher besteht die Tendenz darin, stets jene Chemotherapie als optimal zu betrachten, die global in einem gemischten Kollektiv die höchste Remissionsrate ergibt. Wir haben aber lernen müssen, daß diese Einstellung fragwürdig ist, weil höhere globale Remissionsraten nach entsprechend intensiver Chemotherapie im Gesamtkollektiv *nicht* zu einer signifikanten Verlängerung der mittleren Überlebenszeit geführt haben. Ferner werden die hohen Remissionsraten teilweise mit intensiven und daher entsprechend toxischen Chemotherapien u. U. sogar auf Kosten von Untergruppen von Patientinnen erzielt, die eine solche Ersttherapie für die Induktion einer Remission gar nicht benötigen.

Zusammenfassend ist der Rückschluß erlaubt, daß sich *kein* signifikanter Vorteil für das eine oder andere Kombinationsregime bezüglich der medianen Überlebenszeit ergibt. Dies gilt insbesondere für CMF(CTX + MTX + 5 FU)- bzw. Adriamycin enthaltende Kombinationen. Eine nähere Analyse läßt erkennen, daß die aggressivere Chemotherapie vermutlich bei den prognostisch ungünstigeren Fällen zu besseren Ergebnissen führt. Die Beurteilung der Wirksamkeit der palliativen Rezidiv-Therapie nach adjuvanter Chemotherapie wirft weitere Fragen auf:

1. Welches ist die beste Zytostatika-Kombination für die adjuvante Chemotherapie?
   Stimmt die beste Kombination für die adjuvante Chemotherapie mit der besten Kombination für die systemische Behandlung im metastasierten Stadium überein?
2. Welche Gruppe profitiert am meisten von der adjuvanten Chemotherapie?
3. Welche Gruppe erleidet am ehesten Rezidive nach der adjuvanten Chemotherapie?
4. Gibt es eine Beziehung zwischen Rezidiv nach adjuvanter Chemotherapie und der primären Tumormasse, zum Beispiel zum Ausmaß der axillären Metastasierung?
5. Reflektiert das Rezidiv nach adjuvanter Chemotherapie den biologischen Charakter einer progressiven malignen Primärgeschwulst, unabhängig von der Tumormasse?
6. Hat das Zeitintervall zwischen Ende der adjuvanten Chemotherapie und Auftreten des Rezidivs eine Bedeutung
   a) für die Prognose?
   b) für das erneute Ansprechen auf die Erstchemotherapie?
   c) für Kreuzresistenzen?
7. Wie hoch ist die Ansprechquote auf die Chemotherapie beim Rezidiv nach adjuvanter Therapie
   a) bei Benutzung der gleichen Chemotherapiekombination?
   b) bei Benutzung alternativer Kombinationen?
8. Hat die Dauer der adjuvanten Chemotherapie einen Einfluß
   a) auf die Rezidivhäufigkeit?
   b) auf die Lokalisation des Rezidivs
      (lokoregional, viszeral, Skelettsystem)?
9. Hat die Dosierung der adjuvanten Chemotherapie einen Einfluß auf das Rezidiv und wenn ja, auf das spätere therapeutische Ansprechen?
10. Hat die kumulative Toxizität nach adjuvanter Chemotherapie einen Einfluß auf die Systemtherapie des Rezidivs?

Die Frage nach der besten Zytostatikakombination für die adjuvante Chemotherapie ist nicht Gegenstand dieser Abhandlung; einige Studien deuten darauf hin, daß Kombinationstherapien, z. B. mit CMF oder Adriamycin enthaltenden Kombinationen, zu besseren Ergebnissen führen als eine Monotherapie, z. B. mit

L-PAM. Auf dem UK-UICC-WHO Early Breast Cancer Meeting vom Oktober 1984 in London wurden die Ergebnisse verschiedener Zytostatikakombinationen diskutiert:

a) CMF (CTX + MTX + 5-FU)
b) L-PAM
c) PF (L-PAM + 5-FU)
d) PFM (L-PAM + 5-FU + MTX)

Danach scheint CMF die am meisten versprechende Zytostatikakombination zu sein.

Wie aber sehen die Ansprechraten von CMF bei palliativer Therapie im Vergleich zur Primärtherapie aus? Mehrere Hinweise sprechen für die Annahme, daß auch im Rezidiv nach adjuvanter Chemotherapie eine Wiederholung dieser Therapie noch wirksam ist. Nach den von Brunner und Mitarbeitern [18] mitgeteilten Daten zur LMF-Therapie (Leukeran + MTX + 5-FU) betrug die mediane Rückfallzeit nach initialer Diagnose 13,5 Monate mit deutlichen Unterschieden je nach Lokalisation des Rezidivs. Das längste Intervall bis zum Rezidiv wurde bei ossärer Metastasierung mit 21,5 Monaten beobachtet, das kürzeste dagegen bei Weichteilmetastasen mit 9 Monaten. Das Rezidivmuster entsprach überwiegend einer distanten Ausbreitung mit 35% viszeralen, 20% ossären und 10% Weichteilmetastasen und 35% lokoregionalen Rezidiven. Eine erneute LMF-Chemotherapie war praktisch in 50% der Fälle wirksam – nicht nur im Hinblick auf eine Rückbildung der Tumormanifestation, sondern vor allem auch in der Verlängerung der Überlebenszeit. Sie betrug bei Ansprechen 20 Monate und sank bei Therapieversagen auf 11 Monate ab. Wiederum profitierten Patientinnen mit ossärer Beteiligung mehr als solche mit anderen Rezidivlokalisationen. Sie betrug bei ersteren 20 Monate, gerechnet vom 1. Rückfall an, ein krasser Unterschied zu der Überlebenszeit bei viszeralen Rezidiven, die nur 4 Monate betrug.

Die Ergebnisse von Brunner und Mitarbeitern sind vergleichbar mit früheren Mitteilungen der Mailänder Gruppe um Bonadonna, die ebenfalls für die CMF-Therapie ein späteres Ansprechen im Rezidiv angegeben hat, obgleich diese Studie Remissionen von kaum mehr als 40% bei relativ kurzer Remissionsdauer angibt [5].

Im Zusammenhang mit den Ergebnissen nach LMF-Therapie interessiert das Auftreten von Rezidiven nach klassischer CMF-Applikation. Lokoregionale Rezidive wurden bei 22 von 60 und distante Metastasen bei 36 von 60 Patienten gesehen [2], wobei die Ausprägung der lokoregionalen Rezidive bemerkenswerterweise keine Unterschiede zwischen Patienten mit oder ohne lokale postoperative Nachbestrahlung erkennen ließ. Das mittlere Zeitintervall bis zum Rezidiv nach adjuvanter Chemotherapie betrug 23 Monate (7–44) für lokoregionale und 15 Monate (5–77) für distante Metastasen. Mit 54% war die ossäre Beteiligung führend, gefolgt von Lungen- (23%), Leber- (23%) und Lymphknotenmetastasen (11%). Die kontralaterale Brust war mit 9% und die Pleura mit 7% beteiligt.

Man kann aus diesen Ergebnissen schließen, daß die adjuvante Chemotherapie das geläufige Metastasierungsmuster des Mammakarzinoms nicht verschiebt, sondern höchstens verzögert.

Bei Adriamycin enthaltenden Kombinationen, der dritten Form der primären adjuvanten Chemotherapie, sind die Ergebnisse analog. Auch hier betrug die mediane Zeit, allerdings zwischen Mastektomie und Rückfall, 21 Monate mit einer Schwankungsbreite von 6–48 Monaten. 40% der Patienten reagierten im Rezidiv auf die Wiederholung der FAC-Therapie (5-FU + ADM + Cyclophosphamid) mit einer Remission, allerdings unter Verwendung einer höheren Dosierung [7, 8]. Berechnet man die mittlere Überlebenszeit für Patienten mit Rezidiv nach adjuvanter Chemotherapie und schließt auch die Ergebnisse alternativer Chemotherapieprogramme ein, ergibt sich ein Wert von 15 Monaten. Eine Aufschlüsselung ergibt ein erheblich besseres Abschneiden auch im Rezidiv für Patientinnen in erneuter Remission, für die die mittlere Überlebenszeit auf 25,7 Monate verlängert werden konnte, verglichen mit 14,2 Monaten für Patientinnen im stationären Zustand und nur 4,8 Monaten für Therapieversager.

Besonders interessant ist die Frage, wie im Rezidiv nach adjuvanter Chemotherapie ein alternatives Chemotherapieprogramm wirkt. Die Mailänder Gruppe ist dieser Frage in einer Studie nachgegangen [15]. Die Autoren unterzogen zum Zeitpunkt des ersten Rezidivs sowohl die Rezidive der nach der Mastektomie unbehandelt gebliebenen Kontrollgruppe als auch die nach der adjuvanten Chemotherapie aufgetretenen Rezidive einer Chemotherapie. Während jedoch die bisher unbehandelte Kontrollgruppe eine CMF-Therapie erhielt, wurden Rezidive nach CMF-Therapie überwiegend mit Vincristin und Adriamycin behandelt. Dabei ergab sich, daß die im Rezidiv erstmalig eingesetzte CMF-Therapie in 49% eine Remission bewirkte, verglichen mit 41% Remissionen unter Vincristin und Adriamycin in der primär mit CMF behandelten Gruppe. Es war also kein Unterschied nachweisbar.

Von der Tucson-Gruppe ist ein abweichendes Ergebnis publiziert worden. Bei 33 Patienten, die nach initialer adjuvanter Chemotherapie mit Adriamycin und Cyclophosphamid (AC) im Mittel 9 Monate nach Abschluß der adjuvanten Therapie rezidivierten, ließ sich mit der Kombination AC + Hormontherapie in 45%, mit alleiniger Hormontherapie in 30% eine erneute Remission erzielen. 12 Patienten, die im Rezidiv nach AC-Therapie mit CMF behandelt wurden, sprachen nicht an [17]. Dieses Ergebnis fällt aus dem Rahmen und wird deshalb erwähnt. Es ist im Ansatz mit den anderen Arbeiten methodisch nicht exakt vergleichbar, weil die Autoren es unterlassen haben, bei den aufgetretenen Rezidiven die erneute Behandlung mit AC alleine – d.h. ohne Zusatz der

Hormontherapie – durchzuführen. Daher ist ein Vergleich von AC gegenüber CMF bei Rezidiven aus dieser Publikation nicht abzuleiten.

In größeren Untersuchungsreihen festigt sich der Eindruck, daß eine primäre adjuvante Chemotherapie die spätere „Salvage"-Therapie im Rezidiv nicht erschwert oder einschränkt [11, 16], auch dann nicht, wenn in beiden Fällen das gleiche Kombinationsschema, z. B. CMF, verwendet wird. Man wird daraus schließen dürfen, daß aufgrund der vorliegenden Daten die adjuvante Chemotherapie nicht zur chemotherapeutischen Resistenz führt [1, 14], da die Ansprech- und Überlebensquoten mit den Ergebnissen der primären Chemotherapie vergleichbar sind.

Die Überlebensraten bei Rezidiven in der Kontrollgruppe mit erstmalig eingeleiteter Chemotherapie unterscheiden sich von denen bei Rezidiven nach adjuvanter Chemotherapie nicht. Die 10-Jahres-Ergebnisse der Mailänder Studie lassen erkennen, daß trotz der bei Rezidiven eingeleiteten „Salvage"-Therapie die mittleren Überlebenszeiten für die Kontroll- und die CMF-Gruppe mit 37 bzw. 32 Monaten sehr ähnlich bleiben [6]. Diese Mitteilung dürfte Konsequenzen haben im Hinblick auf die Diskussion, ob man auf eine adjuvante Chemotherapie verzichten und nur eine „Salvage"-Chemotherapie einsetzen soll. Es ist die Frage gestellt worden, ob bei der gegebenen therapiebedingten Morbidität der adjuvanten Applikation und der durch sie erzielten sogenannten „marginalen" Verbesserung der Gesamtüberlebensraten auf die adjuvante Therapie verzichtet und die Chemotherapie erst beim ersten Rezidiv eingesetzt werden solle [10]. Die Ergebnisse vieler Studien – insbesondere der Mailänder Gruppe – belegen den Irrtum dieser Anschauung: Die „Salvage"-Chemotherapie kann die adjuvante Chemotherapie nicht ersetzen, da die Überlebensraten keinen Unterschied zwischen Rezidiven in der Kontrollgruppe unter Chemotherapie und Rezidiven nach adjuvanter Chemotherapie und „Salvage"-Chemotherapie erkennen lassen. Versager der adjuvanten Chemotherapie können daher durch die „Salvage"-Chemotherapie nicht gerettet werden. Die in der Prämenopause bei nodal-positiven Subgruppen erzielten Verbesserungen der rückfallfreien Überlebenszeit und der Gesamt-Überlebensquoten von etwa 20% sind daher *nur* durch die adjuvante Chemotherapie zu erklären und zu erreichen.

Die vorstehend aufgeführten Ergebnisse erlauben mehrere Rückschlüsse:

1. Die adjuvante Chemotherapie ändert nicht das Rezidivmuster bei späterem Rückfall.
2. Die im Rezidiv nach adjuvanter Chemotherapie erneut aufgenommene Chemotherapie ist ebenso wirksam wie eine primäre Chemotherapie des metastasierten Mammakarzinoms.
3. Die Wiederholung der primären Chemotherapie im Rezidiv – sei es LMF, CMF oder FAC – ist offensichtlich ohne Verlust der Wirksamkeit möglich.

4. Der Wechsel auf eine alternative Chemotherapiekombination im Rezidiv ist möglich, aber vermutlich nicht besser als die Wiederaufnahme der primären Chemotherapie.
5. Wie zu erwarten, differiert die mediane Überlebenszeit nach Chemotherapie im Rezidiv stark, je nachdem, ob eine Remission, ein stationärer Zustand oder eine Progression vorliegt.
6. Die medianen Überlebenszeiten im Rezidiv nach adjuvanter Chemotherapie entsprechen im wesentlichen den Ergebnissen einer primären Chemotherapie des metastasierten Mammakarzinoms.
7. Die adjuvante Chemotherapie dürfte daher die Möglichkeiten einer Chemotherapie im Rezidiv nicht nennenswert schmälern.
8. Trotz der im Rezidiv eingeleiteten „Salvage"-Chemotherapie bleibt die mittlere Überlebenszeit nach dem 1. Rezidiv für die Kontroll- und die CMF-Gruppe (37 versus 32 Monate) sehr ähnlich.

Stellt man als nächstes die Frage, ob das Zeitintervall zwischen dem Ende der adjuvanten Chemotherapie und dem Auftreten des Rezidivs eine Bedeutung hat für die Prognose, für das erneute Ansprechen oder für eine eventuelle Kreuzresistenz, so fällt die Antwort schwer, weil die vorliegenden Patientenzahlen zu niedrig sind. Immerhin lassen einige Ergebnisse den vorsichtigen Rückschluß zu, daß ganz im Gegensatz zum Verhalten etwa des Morbus Hodgkin keine Beziehung zwischen der Länge des rückfallfreien Intervalls und der Wahrscheinlichkeit des Ansprechens auf die erneute Chemotherapie besteht, die immerhin bei insgesamt 53% der Fälle notwendig war [13]. Ferner scheint die Überlebensrate im Rezidiv nach Chemotherapie weder durch den Menopausenstatus, den Rezeptorstatus, noch – was überrascht – durch die Größe des Primärtumors oder die Zahl der befallenen Achsellymphknoten beeinflußt zu sein [12]. Dieses in den USA publizierte Ergebnis sollte bei einer größeren Patientenzahl überprüft werden. Die Unabhängigkeit der adjuvanten Therapieergebnisse vom Menopausenstatus wurde auch von der Mailänder Gruppe behauptet, vorausgesetzt, die Patientinnen im Postmenopausenalter erhielten mindestens 85% der berechneten Dosis [3, 15]. Es ist allerdings noch umstritten, ob die Gesamtüberlebensrate in der Postmenopause durch die adjuvante Chemotherapie verbessert wird [6, 9]. Sollte sich eine Bestätigung finden lassen, daß die Zahl der befallenen Achsellymphknoten ohne Einfluß auf die Ergebnisse der „Salvage"-Chemotherapie bleibt, müßte daraus auf ein unterschiedliches Verhalten zur adjuvanten Chemotherapie geschlossen werden. Von dieser profitierten die Untergruppe im Prämenopausenstatus mit 1–3 befallenen Lymphknoten deutlich am meisten [4, 6].

Die Dauer der adjuvanten Chemotherapie dürfte keinen erkennbaren Einfluß auf die Rezidivhäufigkeit haben, da zwischen der 6- bzw. 12monatigen Applikation des CMF-Regimes keine Unterschiede beobachtet wurden. Sollte die kurzfristige perioperative Chemotherapie, wie sie die Ludwig-Breast-Cancer-Studie vornimmt, vergleichbare Ergebnisse erzielen, dürfte der Dauer der adjuvanten Chemotherapie im Hinblick auf die Rezidivhäufigkeit keine Bedeutung zukommen.

Ob die Dauer der adjuvanten Chemotherapie einen Einfluß auf das Ergebnis der Rezidiv-Therapie hat, ist schwer abzuschätzen, weil es zu dieser Fragestellung keine größere Studie gibt. Einzelpublikationen sprechen eher gegen eine solche Annahme. Auch ist bisher nicht erkennbar, daß ein Rezidiv nach adjuvanter Chemotherapie eine durch diese Therapie bedingte oder im Spontanverlauf aufgetretene Progression der Malignität anzeigt.
Vielmehr entspricht der Prozentsatz der Rezidive den bekannten Risikofaktoren bei der Primärdiagnose: Größe des Primärtumors und Zahl der befallenen Lymphknoten mit besonderem Anstieg jenseits von 4 und mehr befallenen Achsellymphknoten [2].

In Anbetracht der großen Zahl von Rezidiven nach adjuvanter Chemotherapie sind für eine endgültige Beurteilung größere, prospektiv randomisierte Studien erforderlich.

Literatur

[1] Bitran, J. D. et al.: Response to Secondary Therapy in Patients with Adenocarcinoma of the Breast Previously Treated with Adjuvant Chemotherapy. Cancer (Philad.) *51* (1983) 381–384.

[2] Boccardo, F. et al.: Patterns of Relapse of Breast Cancer Patients Failing Adjuvant Chemotherapy. In: First Congr. Europ. Soc. Surg. Oncol., Athen, Griechenland 1982 (26.–27. Nov. 1982) (Abstr.).

[3] Bonadonna, G. und Valagussa, P.: Dose-Response Effect of Adjuvant Chemotherapy in Breast Cancer. New Engl. J. Med. *304* (1981) 10–15.

[4] Bonadonna, G. und Valagussa, P.: Rebuttal. Int. J. Radiat. Oncol. Biol. Phys. *10* (1984) 943–944.

[5] Bonadonna, G. und Valagussa, P.: Adjuvant Systemic Therapy for Resectable Breast Cancer. J. clin. Oncol. *3* (1985) 259–275.

[6] Bonadonna, G. et al.: CMF Adjuvant Program in Operable Breast Cancer with Positive Axillary Nodes: Ten-Year-Experience. Proc. Amer. Soc. clin. Oncol. *4* (1985) 56, (Abstr. C-214).

[7] Buzdar, A. U. et al.: Management of Breast Cancer Patients Who Fail an Adjuvant Chemotherapy Regimen Containing Adriamycin. Proc. Amer. Ass. Cancer Res. & Amer. Soc. clin. Oncol. *21* (1980) 414, Abstr. C-378.

[8] Buzdar, A. U. et al.: Management of Breast Cancer Patients Failing Adjuvant Chemotherapy with Adriamycin-Containing Regimens. Cancer (Philad.) *47* (1981) 2798–2802.

[9] Henderson, I. C.: Adjuvant Chemotherapy of Breast Cancer: A Promising Experiment or Standard Practice? J. clin. Oncol. *3* (1985) 140–143.

[10] Langlands, A. O. und Tiver, K. W.: Letter to the Editor. Int. J. Radiat. Oncol. Biol. Phys. *10* (1984) 943.

[11] Pinnamaneni, K. et al.: Adriamycin-Containing Combination Chemotherapy in Patients with Isolated Recurrences of Breast Cancer in Prior Cyclophosphamide, Methotrexate and Fluoroura-

cil Treated Patients Following Regional Therapy; Prolongation of Second Disease-Free Interval. Proc. Amer. Soc. clin. Oncol. *2* (1983) 112, Abstr. C-436.

[12] Rabadi, S. et al.: „Salvage" Therapy for Stage II or III Breast Carcinoma Patients Failing Adjuvant Chemoimmunotherapy. Proc. Amer. Ass. Cancer Res. & Amer. Soc. clin. Oncol. *22* (1981) 434, Abst. C-395.

[13] Rabadi, S. et al.: Treatment of Breast Carcinoma Recurrent After Adjuvant Chemoimmunotherapy. J. surg. Oncol. *26* (1984) 233–237.

[14] Rossi, A. et al.: Response to Secondary Treatment After Surgical Adjuvant CMF for Breast Cancer. Proc. Amer. Ass. Cancer Res. *21* (1980) 190, Abstr. 760.

[15] Rossi, A. et al.: Multimodal Treatment in Operable Breast Cancer: Five-Year Results of the CMF Programme. Brit. med. J. *282* (1981) 1427–1431.

[16] Valagussa, P. et al.: Is There Any Effective Salvage Treatment for Relapsing Operable Breast Cancer with N+? Proc. Amer. Soc. clin. Oncol. *4* (1985) 56, Abstr. C-215.

[17] Wendt, A. G., Jones, S. E., und Salmon, S. E.: Salvage Treatment of Patients Relapsing After Breast Cancer Adjuvant Chemotherapy. Cancer Treat. Rep. *64* (1980) 269–273.

[18] Wydenkeller, R. et al.: Salvage Treatment and Prognosis of Breast Cancer Patients Relapsing After Adjuvant Chemotherapy. In: UICC Conf. Clin. Oncol.; 7th Ann. Meet. Europ. Soc. Med. Oncol., Lausanne, 28.–31. Okt. 1981. Book of Conf. Abstr., S. 30, Abstr. 03-0339. Bern: Swiss Cancer League 1981.

Mono- oder Kombinationstherapie?

I. Smith

Bei der Behandlung des Mammakarzinoms setzte man Mitte der 70er Jahre die größten Erwartungen in die Chemotherapie. Mit Wirkstoffkombinationen ließen sich Ansprechraten in der Größenordnung von 60% und mehr erreichen. Sie lagen damit bedeutend höher als bei einer Hormontherapie. Man glaubte deshalb allgemein, daß sich bei der Therapie des Mammakarzinoms die gleichen Erfolge wiederholen würden wie bei Morbus Hodgkin und bei Leukämien.

Die charakteristischen Überlebenskurven (Abb. 1) zeigen unter Kombinationschemotherapie für Responder deutlich höhere Überlebensraten als für Non-Responder.

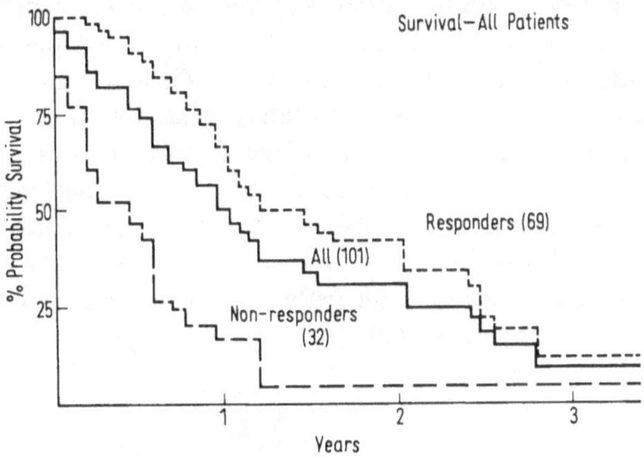

Abb. 1 Charakteristische Überlebenskurven unter zytostatischer Kombinationstherapie für Responder (n = 69), Non-Responder (n = 32) bzw. alle Patienten (n = 101)

Diese Daten sind jedoch mit Vorsicht zu interpretieren. Man kann daraus keinesfalls den Schluß ziehen, daß eine Chemotherapie die Überlebenszeit beeinflußt; es ist genausogut möglich, daß Patienten, die auf die Therapie ansprechen, insgesamt eine bessere Konstitution hatten. Ebenso ist es möglich, daß eine sehr toxische Chemotherapie bei Non-Respondern schneller zum Tode führt.

Bei der Analyse eigener Daten mußten wir damals leider feststellen, daß Patienten mit chemotherapeutischer Behandlung nicht länger lebten als Patienten, die keine der bis dahin verfügbaren Therapieschemata erhalten hatten (Abb. 2).

Onkologisches Kolloquium 1

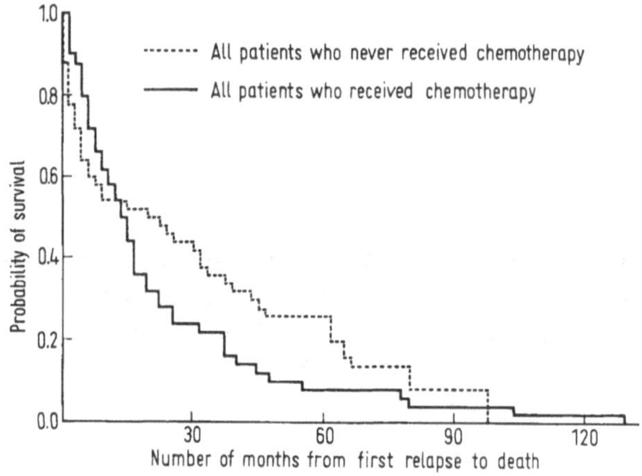

Abb. 2 Überlebenskurven für Patienten mit bzw. ohne chemotherapeutische Behandlung

Diese Unterschiede können auch nicht dadurch erklärt werden, daß früher weniger schwer erkrankte Patientinnen behandelt wurden. Heute wie damals war die Zeit bis zum Therapieversagen identisch, und dies legt nahe, daß zumindest zu Beginn der Behandlung das Allgemeinbefinden in beiden Gruppen gleich war. Meist wurden damals gleich von Anfang an Zytostatikakombinationen verwendet, sehr oft lange bevor eine endokrine Therapie eingesetzt wurde. Für manche Patienten wirkt sich die Chemotherapie durchaus positiv auf die Überlebenszeit aus, auf die Gesamtpatientenzahl gesehen aber stellt sie keinen Vorteil dar. Verschiedene Studien geben darüber Aufschluß. In einer sog. „low-risk"-Gruppe postmenopausaler Patientinnen erwies sich der frühe Einsatz intensiver Chemotherapie sogar nachweislich als schädlich (Abb. 3).

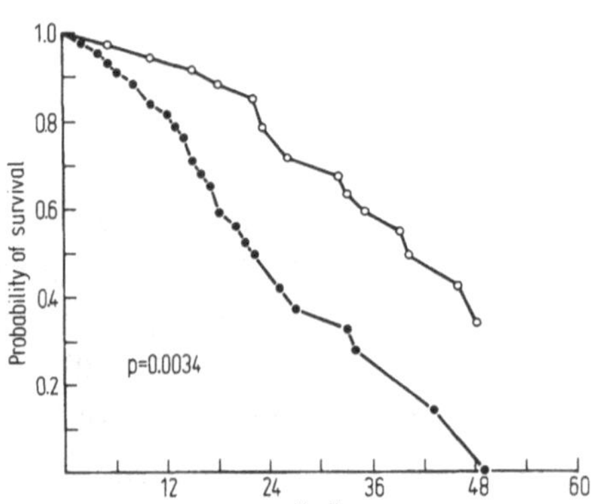

Abb. 3 Überlebensraten für „low-risk"-Patientinnen in der Postmenopause nach einer Therapie mit Tamoxifen oder vergleichbaren Substanzen (○—○) bzw. nachfolgender Chemotherapie (●—●)

Etwa zur gleichen Zeit wurde sowohl beim Mammakarzinom als auch bei anderen Tumorerkrankungen am Royal Marsden Hospital eine der aggressivsten Chemotherapieformen eingesetzt: extrem hoch dosiertes Melphalan (140–180 mg/m^2) mit autologer Knochenmarkstransplantation. Da diese Therapie sehr toxisch ist – die Behandlung ist nicht nur mit hoher Morbidität, sondern auch mit hoher Mortalität verbunden – benötigen die Patienten supportive Maßnahmen über mehrere Wochen. Bei 12 Patienten mit Mammakarzinom konnten zwar relativ hohe Ansprechraten erreicht werden, die Ansprechdauer war jedoch bei allen Patienten äußerst kurz. Mit einer konventionellen Chemotherapie konnten nachfolgend bei einigen Patienten die gleichen Erfolge erzielt werden.

Die bis hierher geschilderten Erfahrungen lassen vermuten, daß eine frühzeitig eingesetzte intensive Chemotherapie keinen Vorteil hinsichtlich der Überlebenszeit mit sich bringt.

Damit erhebt sich die Frage: Was können wir noch versuchen?

Bei der Therapie des Mammakarzinoms ist unser oberstes Ziel, Beschwerden zu lindern und die Lebensqualität zu verbessern.

Welche Kriterien stehen aber für eine objektive Beurteilung zur Verfügung? Vor allem, wie ist Lebensqualität zu messen?

Bei der von Henderson referierten Vergleichsstudie zwischen Mitoxantron und Doxorubicin hat die Beurteilung der Lebensqualität mit Hilfe des linearen Selbstbeurteilungstests (LST) keine Unterschiede zwischen den beiden Substanzen ergeben, obwohl eindeutig unter Doxorubicin signifikant mehr Nebenwirkungen auftraten. Ist es also sinnvoll, Lebensqualität anhand besonderer Modalitäten zu messen, oder reichen die Kriterien Ansprechrate, Toxizität und Ansprechdauer für eine Beurteilung der Therapie aus?

Mit einer Kombinationschemotherapie erreicht man im allgemeinen, wenn auch nicht immer, höhere Ansprechraten als mit einer Monotherapie. Erstere ist aber bei äquivalenter Dosierung meist stärker toxisch. Wie aber sieht ein Vergleich von Ansprech- und Überlebensraten aus?

In mindestens 19 Studien zur Therapie des Mammakarzinoms wurden Monotherapie und Kombinationstherapie verglichen. In den meisten wurden, wie schon erwähnt, höhere Ansprechraten für die Kombinationstherapie erreicht. Nur in 9 dieser Studien wurde aber auch die Überlebenszeit analysiert; ihr wird im allgemeinen in der Literatur viel zuwenig Beachtung geschenkt.

Im folgenden sollen einige der Studien, die sowohl Ansprech- als auch Überlebensraten angeben, diskutiert werden.

In einer ECOG-Studie wurden bei insgesamt 687 randomisierten Patienten verschiedene Monotherapieformen mit verschiedenen Kombinationsschemata verglichen (Tab. 1).

Tabelle 1 Therapieergebnisse bei 687 randomisierten Patienten mit Mammakarzinom unter verschiedenen Monotherapieformen bzw. unter verschiedenen Kombinationsschemata [Tormey (ECOG), 1977]

Therapieschema	Ansprechrate	Ansprechdauer	Mittlere Überlebenszeit
F	18%	3,5–6 Mon.	10–14,5 Mon.
M	18%		
A	34%		
CMF	45%	5–8 Mon.	12,5–18 Mon.
AV	53%		
CMFP	59%		

Generell waren die Ansprechraten unter Kombinationschemotherapie höher, selbst im Vergleich zu Adriamycin, und bedeutend höher im Vergleich zu anderen Monotherapeutika. Hinsichtlich der Überlebenszeit ergab sich ein kleiner, statistisch aber nicht signifikanter Unterschied. Rechtfertigt also ein solch geringer Vorteil bezüglich der Überlebenszeit die stärkere Toxizität, die mit einer Kombinationschemotherapie verbunden ist?

Die meisten anderen Studien führten im großen und ganzen zu ähnlichen Schlußfolgerungen. So wurde z. B. in der South-West-Oncology-Studiengruppe Adriamycin als Monotherapie mit dem CMFVP-Kombinationsschema verglichen (Tab. 2).

Tabelle 2 Therapieergebnisse bei Patienten mit fortgeschrittenem Mammakarzinom nach Gabe von Adriamycin (n = 79) bzw. CMFVP mit intermittierender (n = 98) oder wöchentlicher Dosierung (n = 106) [Hoogstraten (SWOG), 1976]

Therapieschema	Patientenzahl	Ansprechrate	Mittlere Überlebenszeit
A	79	39%*	11 Mon.
CMFVP (intermittierend)	98	40%	14 Mon.
CMFVP (wöchentlich)	106	59%*	14 Mon.

* signifikant

Für Adriamycin war zwar die Ansprechrate signifikant niedriger als für CMFVP bei wöchentlicher Dosierung, die Unterschiede hinsichtlich der Überlebenszeit waren aber sehr gering und nicht signifikant.

Außerdem wurde im Anschluß an eine monotherapeutische Behandlung mit Adriamycin das CMFVP-Schema eingesetzt und mit verschiedenen Adriamycin-Kombinationen verglichen (Tab. 3).

Tabelle 3 Therapieergebnisse bei Patienten mit fortgeschrittenem Mammakarzinom unter einer Monotherapie mit Adriamycin, gefolgt von CMFVP (n = 148), unter AC-Kombinationstherapie (n = 140) bzw. unter FAC-Kombinationstherapie (n = 160) [Tranum (SWOG), 1982]

Therapieschema	Patientenzahl	Ansprechrate	Mittlere Überlebenszeit
A → CMFVP	148	46%	17 Mon.
AC	140	44%	21 Mon.
FAC	160	48%	20 Mon.

Die Ansprechraten differierten nur geringfügig; die Überlebenszeiten zeigten keine signifikanten Unterschiede.

Adriamycin wird allgemein als das aktivste Monotherapeutikum angesehen. Daher konnte man erwarten, daß es im Vergleich mit einer Kombinationschemotherapie etwa ebensogut abschneidet. Wie verhält es sich aber mit weniger wirksamen Monotherapeutika?

In 2 Studien wurde Cyclophosphamid als Monotherapie jeweils mit einem Kombinationsschema verglichen.

Cyclophosphamid vs CMFVP zeigte sehr große Unterschiede bei den Ansprechraten (Tab. 4). Jedoch waren die verbesserten Ansprechraten mit erheblich höherer Toxizität verbunden. Leider wurden in dieser Studie keine Überlebensdaten festgehalten.

Tabelle 4 Therapieergebnisse bei Patienten mit fortgeschrittenem Mammakarzinom unter Cyclophosphamid-Monotherapie (n = 24) bzw. Kombinationstherapie (n = 24) [Mouridsen 1977]

Therapieschema	Patientenzahl	Ansprechrate
Cyclophosphamid	24	25%
CMFVP	24	63%

In der 2. Studie wurde Cyclophosphamid im Monotherapiearm wesentlich höher dosiert: 200–300 mg/Tag, kontinuierlich (Tab. 5).

Tabelle 5 Therapieergebnisse bei Patienten mit fortgeschrittenem Mammakarzinom unter hochdosierter Cyclophosphamid-Monotherapie (n = 49) bzw. Kombinationstherapie (n = 50) [Rubens 1975]

Therapieschema	Patientenzahl	Ansprechrate	Mittlere Überlebenszeit
Cyclophosphamid	49	59%	6 Mon.
CMFV	50	64%	6 Mon.

In dieser Studie wurden keine Unterschiede bezüglich Ansprechraten oder Überlebenszeit festgestellt. Die Toxizität war jedoch im Monotherapiearm höher. Man kann also nicht grundsätzlich davon ausgehen, daß eine Monotherapie weniger toxisch ist; die Dosierung spielt ebenfalls eine wichtige Rolle.

In einer Reihe von sequentiellen Studien wurden die Therapieergebnisse von nacheinander verabreichten Monotherapeutika mit denen der entsprechenden Kombinationschemotherapie verglichen (Tab. 6).

Tabelle 6 Therapieergebnisse bei Patienten mit fortgeschrittenem Mammakarzinom unter hochdosierter Monotherapie (3 Substanzen in Folge; n = 30) bzw. CFV-Kombinationstherapie (n = 46) [Baker (Wayne State), 1974]

Therapieschema	Patientenzahl	Ansprechrate	Mittlere Überlebenszeit	Toxizität
C*→F→V	30	53%	13 Mon.	3 Todesfälle
CFV	46	43%	7 Mon.	1 Todesfall

* höher dosiert

Es wurde beobachtet, daß sich bei sequentieller Monotherapie aufgrund der höheren Dosierung tatsächlich eine höhere Überlebensrate ergab als unter Kombinationstherapie. Der letztlich aber nicht signifikante Unterschied bei der Überlebenszeit war jedoch mit höherer Toxizität verbunden. So traten im Monotherapiearm in dieser Studie 3 Todesfälle auf, im Kombinationsarm aber nur 1.

Es zeigt sich somit erneut, daß die Entscheidung nicht allein ‚Monotherapie oder Kombinationschemotherapie' heißen kann, sondern daß Dosierung und Intensität der Behandlung eine ebenso wichtige Rolle spielen.

In einer weiteren Studie wurden 5 verschiedene Substanzen nacheinander verabreicht, und die Therapieergebnisse mit denen der entsprechenden Kombinationstherapie (intermittierend oder kontinuierlich dosiert) verglichen (Tab. 7).

Tabelle 7 Therapieergebnisse bei Patienten mit fortgeschrittenem Mammakarzinom unter monotherapeutischer Sequenztherapie (n = 34) bzw. kontinuierlicher (= 33) oder intermittierender Kombinationstherapie (n = 35) [Smalley (SECSG), 1976]

Therapieschema	Patientenzahl	Ansprechrate	Mittlere Überlebenszeit
F→M→C→V→P	34	18%*	5 Mon.**
CMFVP (kontinuierlich)	33	27%	11 Mon.
CMFVP (intermittierend)	35	46%	11 Mon.

* Nur 2 Responder ab der 2. Substanz.
** Keine Unterschiede in den Überlebenszeiten ab dem 15. Monat.

Es zeigte sich, daß Patienten, die auf die erste Monosubstanz nicht ansprachen – wobei die Ansprechrate generell sehr niedrig war – nur mit geringer Wahrscheinlichkeit auf eine zweite oder weitere Substanz reagierten. In dieser Studie ergab sich ein erheblicher, signifikanter Unterschied hinsichtlich der Überlebenszeit zugunsten der Kombinationschemotherapie. Die entsprechenden Überlebenskurven sind ebenfalls sehr aufschlußreich. Etwa ab dem Median nehmen sie für die verschiedenen Therapieschemata einen unterschiedlichen Verlauf. Bei Patienten, die länger als 15 Monate überlebten, spielte es retrospektiv keine große Rolle, ob sie eine Monotherapie oder eine Kombinationstherapie erhalten hatten.

In der folgenden Studie wurde Melphalan (L-PAM) mit dem CMF-Kombinationsschema verglichen (Tab. 8).

Tabelle 8 Therapieergebnisse bei Patienten mit fortgeschrittenem Mammakarzinom unter Melphalan-Therapie (n = 91) bzw. CMF-Kombinationstherapie (n = 93) [Canellos et al. 1976]

Therapieschema	Patientenzahl	Ansprechrate	Mittlere Überlebenszeit
L-PAM	91	20%	9 Mon.
CMF	93	53%	12 Mon.

Sowohl L-PAM als auch CMF wurden als adjuvante Therapie eingesetzt. Ziel der Studie war, die Überlegenheit von CMF zu beweisen, was für die Ansprechraten auch tatsächlich gelang. Die Überlebenszeiten waren jedoch nur geringfügig länger. Nur bei Patienten mit Lebermetastasen ergab sich unter der CMF-Kombinationstherapie eine signifikant längere Überlebenszeit: 40% überlebten ein Jahr im Vergleich zu 10% beim Gesamtkollektiv. Patienten mit einem geringen Aktivitätsindex schienen ebenfalls von der CMF-Therapie zu profitieren.

Dies führt zu einem wichtigen Punkt, der bei der Wahl des Therapieschemas berücksichtigt werden muß: „high-risk"-Patienten und Patienten in lebensbedrohlichem Zustand zeigen unter einer Kombinationschemotherapie deutlich günstigere Überlebenszeiten.

Eine Studie – F, C, P, M in Folge vs. CMFP-Kombination – bestätigt diese These (Tab. 9).

Tabelle 9 Therapieergebnisse bei Patienten mit metastasiertem Mammakarzinom unter monotherapeutischer Sequenztherapie bzw. Kombinationstherapie [Chlebowski et al. 1982]

Therapieschema	Ansprechrate	Mittlere Überlebenszeit (alle Pat.)	Mittlere Überlebenszeit (Pat. ohne Lebermetastasen)
F→C→P→M	32%	11,4 Mon.	14 Mon.
CMFP	56%	14,8 Mon.	14 Mon.

Unter der Kombinationschemotherapie ist die Ansprechrate höher, hinsichtlich der Überlebenszeit besteht nur ein geringer Unterschied zwischen beiden Gruppen. Wenn man Patienten mit Lebermetastasen nicht zur Auswertung heranzieht – eine solche Analyse war hier möglich –, ergibt sich sogar überhaupt kein Unterschied. Nur bei Patienten mit Lebermetastasen wurde damit unter der Kombinationstherapie ein besseres Ergebnis hinsichtlich der Überlebenszeit beobachtet.

Damit zeigt diese Studie, daß – abgesehen von Patienten mit schwerer lebensbedrohlicher Erkrankung und mit Lebermetastasen – die meisten Patienten unter Monotherapie ebenso lange überleben.

Eine weitere Frage, die sich dem Onkologen stellt, ist: Wann soll ein neuer Wirkstoff in Monotherapie eingesetzt werden?

Ein solcher neuer Wirkstoff war Mitoxantron, als wir es vor 4 Jahren in einer Phase-II-Studie testeten (Tab. 10). Mittlerweile wird Mitoxantron häufig eingesetzt. Es ist sicherlich ein wirksames Therapeutikum. Die höchsten Ansprechraten erzielte es in unserer Studie bei Patienten ohne vorausgegangene Chemotherapie. Dies war nicht unerwartet, denn bei der Erprobung eines neuen Medikaments läßt sich dessen Wirksamkeit z. B. beim Mammakarzinom deutlich besser bei Patienten ohne chemotherapeutische Vorbehandlung erkennen als bei Patienten im Finalstadium.

Tabelle 10 Therapieergebnisse bei Patienten mit fortgeschrittenem Mammakarzinom unter Monotherapie mit Mitoxantron in Abhängigkeit von der Vorbehandlung (Royal Marsden Hospital)

Vorbehandlung	Patientenzahl		Ansprechrate	
Chemotherapie	23	36	22% (5/23)	28% (10/36)
Adjuvante Chemotherapie	13		38% (5/13)	
Keine vorausgegangene Chemotherapie	26		35% (9/26)	

Bei Therapeutika mit nur geringfügig verbesserter Aktivität oder nur kleinen Vorzügen besteht das Risiko, daß beides völlig unbeachtet bleibt. Diese Gefahr bestand auch für Mitoxantron, das fast ‚übersehen' worden wäre, weil einige frühe Phase-II-Studien in den USA nur eine geringe Aktivität des Zytostatikums erkennen ließen.

Daher unterstütze ich das Argument, daß neue Medikamente bei Patienten ohne lebensbedrohende Erkrankung und ohne äußerst intensive oder schmerzhafte tumorbedingte Symptome angewendet werden, weil hier die besten Möglichkeiten gegeben sind, die Aktivität zu bewerten.

Für die Patienten ist es ja schon ein wesentlicher Vorteil, wenn das neue Therapeutikum – als Einzelwirkstoff – weniger toxisch ist. Im Vergleich zu den meisten anderen Zytostatika hatte Mitoxantron nur sehr geringe Nebenwirkungen, es war damit fast vergleichbar mit einer endokrinen Therapie.

Man eröffnet der Patientin damit die Chance auf ein Ansprechen – wenn auch vielleicht nur eine relativ geringe –, sie muß aber unter der Behandlung nicht auf eine gute Lebensqualität verzichten. Natürlich bleibt die Frage, ob diese Behandlung dann auf Kosten der Überlebenszeit geht. Meiner Meinung nach trifft dies nicht zu. Bei einer europäischen Multicenterstudie, bei der Mitoxantron als First-Line-Therapeutikum vor anderen Formen der Chemotherapie eingesetzt wurde, waren die Überlebenszeiten – vor allem der Patienten mit progressivem Krankheitsverlauf – unter Mitroxantron beachtlich (Abb. 4).

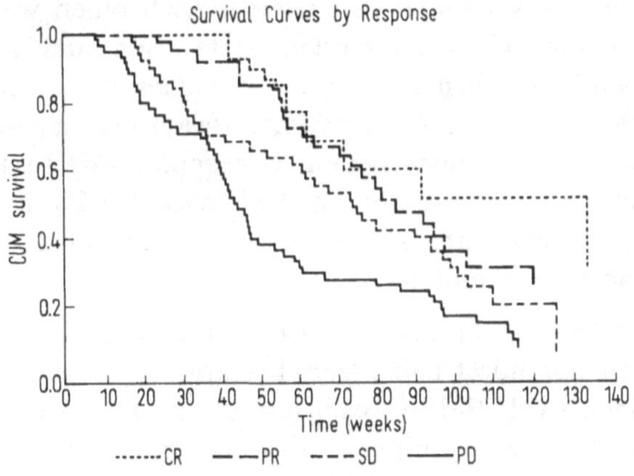

Abb. 4 Überlebensraten unter Primärtherapie mit Mitoxantron bei Mammakarzinom-Patienten in Abhängigkeit von der Art des Ansprechens

Selbst bei Patienten mit progressivem Krankheitsverlauf lag die mittlere Überlebenszeit bei fast einem Jahr, und man kann davon ausgehen, daß diese Patienten deshalb noch die Chance haben, auf weitere Therapieformen anzusprechen. Hierzu liegen mir aber keine Daten vor.

Am Royal Marsden Hospital haben wir außerdem die Überlebensdaten von 46 Patienten ausgewertet, die Mitoxantron als Primärtherapie erhalten hatten, und wir haben sie mit den Resultaten des Gesamtkollektivs verglichen (Tab. 11).

Die 46 Mitoxantron-Patienten überlebten ebenso lange bzw. sogar länger als die, bei denen zuerst eine konventionelle Therapie durchgeführt wurde.

Tabelle 11 Therapieergebnisse bei Patienten mit fortgeschrittenem Mammakarzinom unter Mitoxantron-Primärtherapie im Vergleich zu allen übrigen Therapieformen

Therapieschema	Patientenzahl	Mittlere Überlebenszeit	3-Jahres-Überlebensraten
Mitoxantron (Primärtherapie)	46	29 Mon	44%
Alle übrigen	530	24 Mon.	28%

Ich möchte hier nicht die These aufstellen, daß alle Patientinnen mit fortgeschrittenem Mammakarzinom sofort mit einem neuen Therapeutikum behandelt werden sollen. Das sollte auf Patienten ohne lebensbedrohliche Erkrankung und ohne starke tumorbedingte Symptome beschränkt bleiben. Damit wählt man natürlich eine Gruppe mit günstiger Prognose aus, und deshalb ist die Wahrscheinlichkeit für bessere Ergebnisse relativ hoch. Aber nichts deutet darauf hin, daß wir größere Risiken heraufbeschwören oder die Überlebenszeit verkürzen.

Am Beispiel eines konkreten Falles kann man vielleicht noch einen weiteren Vorteil erkennen: Eine Patientin mit gravierenden Metastasen und starken Schmerzen, jedoch nicht lebensbedrohlich erkrankt, wurde zuerst mit Mitoxantron behandelt. Nach 3 Zyklen war keine nennenswerte Besserung eingetreten. Hätten wir eine konventionelle Kombinationstherapie verwendet, wäre zu diesem Zeitpunk das Behandlungsschema geändert worden. Falls nach 2–3 Zyklen kein Ansprechen auf die Therapie zu erkennen ist, gehen wir wegen der zu hohen Toxizität generell auf eine andere Behandlung über.

Dagegen würden wir bei einer endokrinen Therapie – z. B. Tamoxifen o. ä. – eher die Behandlung fortsetzen, da zumindest keine Verschlechterung eingetreten ist und die Therapie gut vertragen wird. Bei Mitoxantron gab es überhaupt keine Nebenwirkungen, und die o. g. Patientin fühlte sich subjektiv besser. Wir setzten die Therapie fort, und nach 12monatiger Behandlung war eine komplette Remission zu verzeichnen. Bei einer stärker toxischen Therapie hätten wir möglicherweise diese Chance auf Remission verpaßt, da wir die Behandlung vorzeitig abgebrochen hätten.

Dieser Fall ist selbstverständlich kein Argument, ausschließlich Monotherapie einzusetzen, aber er spricht sehr wohl für eine Therapie mit geringer Toxizität.

Ich würde eine Studie, die bestätigen soll, daß mit einem neuen Wirkstoff behandelte Patienten keinen Nachteil bezüglich der Überlebenszeit haben, folgendermaßen anlegen:

Patienten mit nicht lebensbedrohlichen Metastasen sollten in randomisierten Gruppen zuerst mit dem neuen Wirkstoff, gefolgt von konventioneller Therapie, bzw. mit konventioneller Therapie, gefolgt von dem neuen Wirkstoff, behandelt werden. Studienziel sollte nicht die Ansprechrate, sondern die Analyse der

Überlebenszeit ab Randomisierung sein. Als weiterer Parameter könnte z. B. auch Verringerung der Symptome aufgenommen werden.

In den 70er Jahren sind bereits derartige Studien durchgeführt worden, insbesondere von Dr. Armine an der Mayo-Klinik. Hier wurden einige neue Wirkstoffe mit konventioneller Therapie verglichen. Leider wurden nicht sehr viele Ergebnisse bezüglich der Überlebenszeit veröffentlicht, was die Gesamtbeurteilung erschwert.

Es gibt jedoch Pläne, Studien dieses Typs als multizentrische Studien in den USA durchzuführen. Mein einziger persönlicher Vorbehalt, mich nicht selbst an einer solchen Studie zu beteiligen, besteht darin, daß ich schon jetzt davon überzeugt bin, daß die richtig ausgewählten Patienten keinen nennenswerten Nachteil bezüglich des Überlebens haben werden. Es gibt keinen Anhaltspunkt dafür, daß eine Monotherapie die Überlebenszeit negativ beeinflußt, vorausgesetzt, man setzt sie nicht bei Patienten mit unmittelbar lebensbedrohlicher Erkrankung ein. Die Monotherapie sollte meiner Meinung nach bei ausgewählten Patienten im Regelfall vor der konventionellen Therapie eingesetzt werden.

Nochmals möchte ich betonen, daß es nicht um die Streitfrage geht ‚Monotherapie oder konventionelle Therapie'. Es geht um die Therapieform mit der geringsten Toxizität, mit der sich Palliation und Tumorregression erreichen lassen. Allerdings hat sich die Monotherapie sehr häufig als die weniger toxische Behandlungsform erwiesen.

Literatur beim Verfasser

Vertretbare Risiken einer kurativen gegenüber einer palliativen Therapie

D. K. Hossfeld

Der medizinische Onkologe ist unter seinen Kollegen in einer wohl einzigartigen Situation: Er kann nicht heilen, ohne zu schaden. Bei keiner der potentiell heilbaren Tumorerkrankungen kann auf Medikamente verzichtet werden, die nicht zu vorübergehenden und/oder dauerhaften Schäden normaler Gewebe führen. Von Perry und Yarbro [2] stammen die Gedanken, daß wir einerseits diesem Umstand – der Schädigung normaler Gewebe – die Entdeckung der Krebschemotherapie verdanken, als nämlich während des Krieges nach tödlichen chemischen Kampfmitteln gesucht wurde. Andererseits gelang es zumindest teilweise, aus diesen „Schwertern Pflugscharen" zu machen.

Chemotherapie greift an unterschiedlichen Stellen in die Kaskade der Zellteilung ein. Die Fraktion der zerstörten Zellen ist proportional der Fraktion der sich pro Zeiteinheit teilenden Zellen, und dieses Gesetz gilt für neoplastische wie für normale Gewebe. Die Beziehung zwischen Dosierung und Zellzerstörung ist bei den meisten Zytostatika sehr eng, und auch dies trifft für bösartige und normale Gewebe gleichermaßen zu. Nur sprechen wir im ersteren Fall von therapeutischer und im letzteren von toxischer Wirkung. Ein Teil der Zytostatika hat nicht nur eine zellzerstörende, sondern auch eine mutagene und karzinogene Potenz, die ebenfalls bösartige wie normale Gewebe bedroht.

Im Rahmen dieses Themas würde es zu weit führen, die frühen, verzögerten und späten Auswirkungen der Chemotherapie auf normale Gewebe, die gemeinhin als Nebenwirkung apostrophiert werden, obgleich sie zu oft die Hauptwirkung darstellen, im einzelnen zu erörtern. Es sollen zunächst vielmehr einige grundsätzliche Überlegungen angestellt werden, bevor dann auf spezielle Probleme einzugehen sein wird.

Tabelle 1 zeigt die disseminierten Tumorerkrankungen des erwachsenen Menschen, die überwiegend oder ausschließlich durch den Einsatz von Zytostatika potentiell heilbar sind.

Die Angaben zu den Überlebensraten dürften nicht unstrittig sein. Teilweise wurden sie den Standardwerken der medizinischen Onkologie entnommen, teilweise beruhen sie auf Aussagen der Leiter multizentrischer deutscher Therapiestudien (Schmoll: Hodenkarzinom; Winkler: Osteosarkom; Jürgens: Ewing-Sar-

Onkologisches Kolloquium 1

Tabelle 1 Überlebensraten der durch Zytostatikatherapie potentiell heilbaren disseminierten Tumorerkrankungen des erwachsenen Menschen

Morbus	Überlebensrate (%) nach 5 und mehr Jahren
Chorionkarzinom der Frau	80
Hodenkarzinom	70
Hodgkin-Lymphom	50
Non-Hodgkin-Lymphom, hochmaligne	40
Osteosarkom	40
Ewing-Sarkom	40
Akute lymphatische Leukämie	35
Akute myeloische Leukämie	15
Ovarialkarzinom	10
Kleinzelliges Bronchialkarzinom	5

kom; Hoelzer: Akute lymphatische Leukämie; Büchner: Akute myeloische Leukämie; Pfleiderer: Ovarialkarzinom). Die Überlebensrate von 5% der Patienten mit kleinzelligem Bronchialkarzinom stammt aus der Arbeit von Johnson et al. [1], in der die Ergebnisse von 252 Patienten, die zwischen 1973 und 1978 behandelt worden waren, zusammengefaßt wurden. Im Kontext des zu diskutierenden Problems erscheint die Genauigkeit der einzelnen Angaben weniger bedeutsam als das Wissen um die derzeitige Größenordnung der Heilbarkeit dieser 10 Tumorerkrankungen im Erwachsenenalter.

Sämtliche potentiell heilbaren Tumorerkrankungen führen ohne adäquate Therapie kurz- oder mittelfristig zum Tod des Menschen. Um dem Tod zu entgehen, ist der Mensch in der Regel bereit, jeden Preis zu zahlen. Zwar weiß der Mensch, daß er sterblich ist, und dieses Wissen um seine Endlichkeit ist die Triebfeder seiner Kreativität, er hofft jedoch ständig, den Zeitpunkt des Todes soweit wie möglich herausschieben zu können. Der Mensch ist ein Hoffnungswesen, ausgerichtet auf die Zukunft. Hoffnung ist das Elixier des Lebens, Hoffnungslosigkeit ist das Ende.

Auch ein Hoffnungsschimmer ist Hoffnung, und wer von uns kennt nicht Menschen, die selbst bei einer nur minimalen Heilungschance bereit sind, alles, was sie besitzen, dafür zu geben – und das schließt ihr Leben ein. Das Hoffnungswesen Mensch riskiert in Anbetracht des sicheren Todes sein Leben, um eventuell zu überleben.

Inwieweit beeinflussen solche Überlegungen mein ärztliches Handeln? Mit dem Patienten teile ich das Wissen um die unausweichliche Tödlichkeit seiner Erkrankung, wenn sie nicht behandelt wird. Mein Wissen um die potentielle Tödlichkeit der Chemotherapie verberge ich vor ihm, dies trage ich als Stellvertreterlast. Kein Zweifel, gerade bei potentiell heilbaren Neoplasien trifft uns dieser Konflikt mit besonderer, oftmals geradezu schmerzhafter Schärfe, und dieser enorme moralische Druck wird nicht selten durch die Verwandten des Patienten gesteigert, wenn sie versuchen, das Handeln des Arztes im Sinne des Alles-oder-nichts-Gesetzes zu beeinflussen. Eine grundsätzliche Lösung des Konflikts ist in Anbetracht der Wirkungsweise der zur Verfügung stehenden Zytostatika nicht denkbar. Unsere Pflicht kann vorläufig nur sein, niemals den Tod des Patienten durch die Therapie bewußt zu riskieren und aus der Vergegenwärtigung der Risiken eine dem Morbus und dem Kranken entsprechende risikoadapatierte therapeutische Strategie zu entwickeln.

Hinsichtlich der Höhe der vertretbaren Risiken kann es keine verbindlichen Definitionen geben. Hier sehen wir uns täglich Grenzsituationen gegenübergestellt, und das Charakteristikum der Grenzsituation ist, daß es keine glatten Lösungen gibt.

Im folgenden sollen einige der vertretbaren bzw. nicht vertretbaren Risiken bei der kurativen Therapie bösartiger Erkrankungen angesprochen werden.

Die hohe Wahrscheinlichkeit, mit der Patientinnen mit metastasiertem Chorionkarzinom und Patienten mit metastasiertem Hodenkarzinom geheilt werden können, impliziert, daß bei diesen Patienten weder akute noch späte lebensbedrohliche oder das spätere Wohlbefinden massiv beeinträchtigende Nebenwirkungen der Therapie akzeptabel sind. Das gilt für Panmyelopathie, Niereninsuffizienz, Ileus und Lungenfibrose. Der erfahrene Onkologe hat gelernt, diese Komplikationen zu vermeiden.

Bei Patienten mit kleinzelligem Bronchialkarzinom und limitierter Erkrankung, die ganz unten am Ende der Prognoseskala angesiedelt werden müssen, werde ich dagegen, nachdem ich mich einmal zu einem kurativen Konzept durchgerungen habe, Risiken verantworten. Neben der akuten hämatopoetischen Insuffizienz kommen als Risiken die Ösophagitis, Ösophagusstriktur, Myokardiopathie, Perikarditis, Lungenfibrose sowie zerebrale Störungen in Betracht.

Bei der Mehrzahl der potentiell heilbaren Neoplasien ist die Gefahr, durch Anthrazykline eine klinisch manifeste Myokardiopathie zu verursachen, sehr gering. Mit Ausnahme der akuten myeloischen Leukämie werden zur Erzielung der Vollremission kumulative Anthrazyklin-Dosen benötigt, die deutlich unter 500 mg/mg^2 Körperoberfläche liegen. Bei dieser Gesamtdosis beträgt die Inzidenz der kongestiven Herzinsuffizienz weniger als 1,5%. Allerdings legen Untersuchungen mit der Radionuclid-Angiographie den Verdacht nahe, daß auch unterhalb der Grenzdosis bei etwa einem Drittel der asymptomatischen Patienten eine Schädigung der Funktion des linken Ventrikels eintreten kann. Derartige Schäden wurden bei Patienten über 40 Jahre häufiger beobachtet als bei jüngeren und scheinen bei älteren Patienten auch nicht mehr reversibel zu sein.

Daraus folgt, daß namentlich bei älteren Patienten und insbesondere dann, wenn zusätzlich eine Mediastinalbestrahlung notwendig ist, der Anthrazyklin-Dosis kritische Beachtung zuteil werden muß.

Die hohe Wahrscheinlichkeit, daß die Therapie mit Alkylantien namentlich bei männlichen Patienten mit malignen Lymphomen zu dauernder Sterilität führt, wird von den meisten Patienten akzeptiert. Es ist ungewiß, ob z. B. durch den Einsatz von ABVD (Adriamycin, Bleomycin, Vinblastin, Dacarbazin) anstelle von MOPP (Methotrexat, Oncovin, Procarbacin, Prednison) bei der Therapie der Lymphome oder durch Ovulationshemmer bzw. LHRH-Agonisten das Risiko der Gonadenschädigung zu mildern ist. Die Patienten sollten auf die Möglichkeit der Spermakonservierung hingewiesen werden. Im Zusammenhang mit der Schädigung der Gonadenfunktion durch Zytostatika soll noch erwähnt werden, daß es keinen Grund gibt, geheilten Patienten langfristig abzuraten, Kinder zu bekommen. Weder sind die Raten an Spontanaborten und Mißbildungen erhöht, noch ist bisher bei den Kindern von durch Zytostatika geheilten Patienten eine gesteigerte Neoplasierate bekannt geworden.

Dies leitet über zu einem Thema, das Ärzte und Laien gleichermaßen während der letzten Jahre intensiv beschäftigt und das als ein wesentliches Argument gegen die Chemotherapie benutzt wird. Angesprochen sind die therapieinduzierten Leukämien und soliden Tumoren. Dieser Zusammenhang kann nicht mehr bezweifelt werden. Das Auftreten von Zweitneoplasien überwiegend durch genetische Prädisposition erklären zu wollen, ist Augenwischerei. Namentlich die iatrogenen Leukämien lassen sich von den primären Leukämien in mehrfacher Hinsicht unterscheiden, wobei der Analyse der Chromosomenkonstitution der Leukämiezellen ein besonderer Stellenwert zukommt. Es kann kein Zufall sein, daß Leukämien z. B. bei langfristig benzolexponierten Menschen eine sehr ähnliche Chromosomenkonstitution aufweisen.

Die Frage, ob das Neoplasierisiko bei einer kurativen Therapie vertretbar ist, muß ich mit nein beantworten, jedoch gleich hinzufügen, daß es letztlich unvermeidbar bleibt. Unvertretbar deshalb, weil dieses wohl ausnahmslos tödliche Ereignis alles pervertiert, wofür der Patient, seine Familie, die Gesellschaft, der Arzt geopfert haben, um den Primärtumor zu heilen. Unvertretbar auch deshalb, weil sich Möglichkeiten abzeichnen, das Risiko zu mindern. Hierzu gehören der Verzicht auf den Einsatz von Alkylantien und auf langfristige Erhaltungstherapien sowie die Beschränkung von radiologisch-zytostatischen Kombinationstherapien auf Patienten mit schlechter Prognose. In Anbetracht der Wirkungsmechanismen der Zytostatika können aber iatrogene Neoplasien nicht gänzlich vermieden werden, es sei denn, wir würden auf die Chemotherapie verzichten, was zur Folge hätte, daß in unserem Land jährlich etwa 4000 Menschen an den Folgen der in Tabelle 1 genannten Krankheiten sterben müßten.

Bezüglich der vertretbaren Risiken bei kurativer und palliativer Therapie sind für mich keine grundsätzlichen, wohl aber graduelle Unterschiede erkennbar. Das Mammakarzinom im Stadium der Metastasierung ist ein klassisches Beispiel für die palliative Therapie. Es sagt sich leicht, daß es bei der palliativen Therapie gilt, akute Nebenwirkungen zu vermeiden und Spättoxizität zu riskieren. Das Problem ist, daß sich die Zytostatika nicht derartig kategorisieren lassen. Überdies muß auch bei der palliativen Therapie des Mammakarzinoms das Postulat bedacht werden: Wenn schon Chemotherapie, dann richtig. Allen Beteuerungen zum Trotz müssen wir erkennen, daß in der Regel eine „milde" Chemotherapie nicht nur weniger Nebenwirkungen verursacht, sondern auch „milder" mit den Tumorzellen verfährt. Es ist keine gute Entwicklung in der medizinischen Onkologie, auf die Überlegenheit neuer Substanzen hinzuweisen, bei denen keine äquitoxischen Dosierungen untersucht wurden. Der Vermeidung der Kardiotoxizität durch die Einführung neuer Anthrazyklin-Derivate sollte nicht das Primat gehören, weil beklagenswerterweise bei zu wenigen Patienten die Remission so lange dauert, daß die Myokardiopathie zum Risiko wird. Überlegungen zur leukämogen-karzinogenen Potenz der Zytostatika sind in Anbetracht von mittleren Überlebenszeiten von etwa 2 Jahren nach Diagnose der Metastasierung irrelevant.

Bei einem Thema wie diesem muß man sehr nachdenklich werden. Es fallen einem die Bemerkungen von Leibbrand ein, der sagt, daß der angehende Arzt auf Sachlichkeit und Wissenschaftlichkeit dressiert wird. Sachlichkeit schwindet in dem Augenblick, in dem er an die Existenzfrage erinnert wird. Daraus ergibt sich die schweigende Forderung des Patienten: Mehr als Arzt. Damit rückt das Arztsein ins Theologische, eine uralte Beziehung, die sich in unserer Sprache in den Worten Heilung und Heiland niedergeschlagen hat. Leibbrand sagt auch: „Der Stand der Existenz von Kranken und Arzt ist der gleiche: Was jenem in Erscheinung tritt, kann diesem selbst geschehen." Dann spitzt sich die Fragestellung schließlich so zu, daß es zwischen Arzt und Kranken nur noch, wie Jaspers es formuliert, „existentielle Kommunikation" gibt. Schicksalsgemeinschaft muß sich entfalten. Handeln nach Zweck-Mittel-Verhältnis wird zur Basis, aber auch zum Medium. Was objektiv ein Versuch ist, wird existentiell zum Wagnis im gemeinschaftlichen Prozeß des Daseins.

Von Weizsäcker sagte: „Denn der Arzt ist weder Führer noch Deuter, noch Weiser, sondern er ist ein Arzt, d. h. kein Bewirker, sondern Ermöglicher. Er steht nicht über der Entscheidung, sondern mit dem Kranken in der Entscheidung."

Literatur

[1] Johnson, B. E. et al.: Patients with Small-Cell Lung Cancer Treated with Combination Chemotherapy with or Without Irradiation. Ann. intern. Med. *103* (1985) 430–438.

[2] Perry, M. C. und Yarbro, J. W.: Complications of Chemotherapy: An Overview. In: Perry, M. C., und Yarbro, J. M. (Hrsg.); Toxicity of Chemotherapy, S. 1–19, Grune & Stratton, Orlando 1984.

[3] Leibbrand, W.: Der göttliche Stab des Äskulap, Otto Müller, Salzburg 1939.

[4] Jaspers, K.: zit. nach Leibbrand.

[5] von Weizsäcker, C. F.: zit. nach Leibbrand.

FSC
www.fsc.org
MIX
Papier | Fördert gute Waldnutzung
FSC® C083411

Zeitfracht Medien GmbH
Ferdinand-Jühlke-Straße 7
99095 Erfurt, Deutschland
produktsicherheit@kolibri360.de